Silvio Summermatter
Traditionelle Medizin im Licht moderner Forschung

Silvio Summermatter
Traditionelle Medizin im Licht moderner Forschung
Was Volksmedizin heute wieder leisten kann

ISBN: 978-3-911075-63-3
Auch als E-Book erschienen
Erhältlich als Paperback und E-Book auf Englisch, Deutsch, Französisch, Spanisch, Italienisch, Niederländisch und Schwedisch

Copyright: Bremen University Press
Erscheinungsort: Bremen
Auflage 1, 15. November 2023
Version 1.0
Printed in EU, UK, USA, JP, AUS
bup@bremenuniversitypress.com
www.bremenuniversitypress.com

Silvio Summermatter
Traditionelle Medizin im Licht moderner Forschung

Inhalt

EINFÜHRUNG	**3**
HINWENDUNG ZUR TRADITIONELLEN MEDIZIN	4
GESCHICHTE DER TRADITIONELLEN MEDIZIN	5
ERHALT TRADITIONELLEN MEDIZINISCHEN WISSENS	7
TRADITIONELLE ODER ALTERNATIVE MEDIZIN?	9
TRADITIONELLE ODER MODERNE MEDIZIN?	11
HISTORISCHE UND KULTURELLE WURZELN DER TRADITIONELLEN MEDIZIN	**15**
BEDEUTENDE HEILER DURCH DIE JAHRHUNDERTE	18
MYTHEN UND LEGENDEN IN DER TRADITIONELLEN MEDIZIN	21
WISSENSCHAFT UND TRADITIONELLE MEDIZIN	**25**
DIE MODERNE FORSCHUNG ZU VOLKSHEILMITTELN	27
WISSENSCHAFTLICHE ERFOLGSGESCHICHTEN	29
GRENZEN UND RISIKEN DER TRADITIONELLEN MEDIZIN	35
REGIONALE HEILMITTEL UND IHRE ANWENDUNGEN	**41**
TRADITIONELLE MEDIZIN AUS ASIEN	44
TRADITIONELLE MEDIZIN AUS AFRIKA	49
TRADITIONELLE MEDIZIN AUS EUROPA	57
INDIGENE HEILMETHODEN IN AMERIKA	63
INDIGENE HEILMETHODEN IN AUSTRALIEN	73
TRADITIONELLE MEDIZIN AUS RUSSLAND	75
TRADITIONELLE NORDISCHE MEDIZIN	78

TRADITIONELLE ARABISCHE MEDIZIN	79

BELIEBTE HEILMITTEL UND IHRE INHALTSSTOFFE	**82**
HEILKRÄUTER UND PFLANZEN	82
TIERPRODUKTE IN DER TRADITIONELLEN MEDIZIN	89
MINERALIEN UND ERDEN IN DER TRADITIONELLEN MEDIZIN	96

MODERNE ANWENDUNGEN UND PROBLEME	**104**
INTEGRATION IN DIE MODERNE MEDIZIN	104
MODERNE ANWENDUNGEN DER TRADITIONELLEN MEDIZIN	111
BEISPIELE	113
MODERNE PROBLEME DER TRADITIONELLEN MEDIZIN	120

PRAKTISCHER LEITFADEN FÜR DEN UMGANG MIT TRADITIONELLER MEDIZIN	**123**
WIE MAN VOLKSHEILMITTEL SICHER UND EFFEKTIV NUTZT	123
INTERAKTIONEN MIT MODERNEN MEDIKAMENTEN	125
WANN MAN MEDIZINISCHE HILFE SUCHEN SOLLTE	128

DIE ZUKUNFT DER TRADITIONELLEN MEDIZIN	**131**
AKTUELLE TRENDS UND FORSCHUNGSRICHTUNGEN	133
WAS WIRD NOCH KOMMEN?	135
KÜNSTLICHE INTELLIGENZ UND TRADITIONELLE MEDIZIN	138
FAZIT	140

Einführung

Volksmedizin, auch als traditionelle Medizin bekannt, ist ein Begriff, der medizinische Praktiken und Überzeugungen umfasst, die sich in verschiedenen Kulturen über Generationen hinweg entwickelt haben. Sie steht oft in starkem Kontrast zur modernen, wissenschaftsbasierten Medizin und basiert hauptsächlich auf dem traditionellen und empirischen Wissen einer bestimmten Kultur oder ethnischen Gruppe. Diese Form der Medizin ist tief in der Geschichte und Kultur einer Gesellschaft verwurzelt und spiegelt die Beziehungen der Menschen zu ihrer Umwelt, ihren spirituellen Überzeugungen und ihrem kulturellen Erbe wider.

Ein charakteristisches Merkmal der traditionellen Medizin ist die Verwendung natürlicher Ressourcen wie Kräuter, Pflanzen und Mineralien, manchmal ergänzt durch Tierprodukte, um Gesundheitsprobleme zu behandeln oder zu verhindern. Im Gegensatz zur modernen Medizin, die sich auf wissenschaftliche Forschung und klinische Studien stützt, wird das Wissen der traditionellen Medizin in der Regel mündlich von Generation zu Generation weitergegeben. Dieses Wissen umfasst die Anwendung bestimmter Heilpflanzen, die Durchführung von Heilritualen und die Nutzung spezifischer Behandlungsmethoden.

Die traditionelle Medizin betrachtet den Menschen oft ganzheitlich und berücksichtigt nicht nur physische

Symptome, sondern auch geistige, emotionale, soziale und spirituelle Aspekte. In einigen Fällen hat die moderne Wissenschaft bestimmte Aspekte der traditionellen Medizin validiert und einige Praktiken und natürliche Heilmittel wurden durch wissenschaftliche Forschung in ihrer Wirksamkeit bestätigt. Dies hat dazu geführt, dass manche Elemente der traditionellen Medizin in die konventionelle Medizin eingeflossen sind.

Die Praktiken der traditionellen Medizin sind sehr vielfältig und variieren stark von Kultur zu Kultur. Sie können Rituale, Gebete, magische Praktiken sowie die Anwendung von Pflanzen oder Tieren und manuelle Therapien wie Massagen und Gelenkmanipulationen umfassen.

Hinwendung zur traditionellen Medizin

In den letzten Jahren lässt sich eine zunehmende Hinwendung zur traditionellen Medizin beobachten, was sich durch verschiedene Faktoren erklären lässt. Einer der Hauptgründe ist das wachsende Interesse an natürlichen und ganzheitlichen Ansätzen zur Gesundheitsvorsorge und -behandlung. Viele Menschen suchen nach Alternativen zur konventionellen Medizin, sei es aufgrund von Besorgnissen über Nebenwirkungen von verschreibungspflichtigen Medikamenten, einer allgemeinen Skepsis gegenüber der Pharmaindustrie oder dem Wunsch nach Behandlungen, die den ganzen Menschen – also Körper, Geist und Seele – einbeziehen.

Zudem gibt es eine wachsende Wertschätzung für traditionelles Wissen und kulturelle Praktiken, die in der traditionellen Medizin verankert sind. In einer Welt, die zunehmend von Technologie und wissenschaftlichem Denken dominiert wird, suchen viele Menschen nach Wegen, um eine Verbindung zu traditionellen, natürlicheren Lebensweisen herzustellen. Traditionelle Medizin bietet hier einen Zugang zu uraltem Wissen, das oft eng mit der Natur und lokalen Traditionen verbunden ist.

Des Weiteren hat die moderne Forschung in vielen Fällen die Wirksamkeit bestimmter traditionelle Medizinischer Praktiken und Naturheilmittel bestätigt, was zu einer größeren Akzeptanz und Legitimität dieser Methoden in der Öffentlichkeit geführt hat. Diese wissenschaftliche Validierung hat die Sichtweise verändert und mehr Menschen dazu ermutigt, alternative Heilmethoden zu erkunden.

Geschichte der traditionellen Medizin

Die Geschichte der Heilung ist so alt wie die Menschheit selbst und spiegelt sich in den sich entwickelnden Verständnissen von Krankheit und Gesundheit in verschiedenen Kulturen und Epochen wider. Im Laufe der Jahrtausende hat sich die Kunst der Heilung von magischen und spirituellen Praktiken zu einer mehr wissenschaftlich fundierten Medizin entwickelt, wobei jede Kultur ihre einzigartigen Beiträge und Perspektiven einbrachte.

In der prähistorischen Zeit basierte die Heilung hauptsächlich auf Spiritualität und Ritualen. Krankheiten wurden oft als Ergebnis übernatürlicher Kräfte oder als Strafe der Götter angesehen. Schamanen oder spirituelle Heiler nutzten Kräuter, Rituale und Beschwörungen, um Krankheiten zu behandeln. Diese Praktiken waren tief in den Glaubenssystemen und Traditionen der Gemeinschaften verankert.

Mit dem Aufstieg der alten Zivilisationen wie Ägypten, Mesopotamien, China und Indien begannen sich mehr systematische Ansätze zur Heilung zu entwickeln. Im Alten Ägypten zum Beispiel wurden medizinische Kenntnisse in Papyri aufgezeichnet, die detaillierte Beschreibungen von Krankheiten und deren Behandlungen enthielten. Die ägyptischen Heiler waren auch in der Chirurgie versiert, vor allem in der Wundbehandlung und der Zahnheilkunde.

In der antiken griechischen und römischen Welt wurden bedeutende Fortschritte in der Medizin gemacht. Hippokrates, oft als „Vater der Medizin" bezeichnet, lehnte übernatürliche Erklärungen für Krankheiten ab und förderte stattdessen eine rationale Betrachtung der Medizin. Er legte großen Wert auf Diätetik, Umweltfaktoren und den Einfluss des Lebensstils auf die Gesundheit. In Rom trug Galen durch seine Schriften und anatomischen Studien maßgeblich zur Entwicklung der medizinischen Wissenschaft bei.

Im Mittelalter dominierte in Europa die religiös geprägte Sichtweise auf Heilung. Klöster spielten eine wichtige Rolle in der Pflege von Kranken, wobei sie sowohl geistige als auch physische Heilung anboten. In der islamischen Welt jedoch erlebte die Medizin eine Blütezeit; Ärzte wie Avicenna verfassten umfassende Werke, die medizinisches Wissen aus verschiedenen Kulturen zusammenführten.

Die Renaissance markierte eine Rückkehr zu den klassischen Quellen und führte zu erneutem Interesse an wissenschaftlicher Forschung in der Medizin. Die Entdeckung des Blutkreislaufs durch William Harvey im 17. Jahrhundert und die Entwicklung der Mikrobiologie durch Wissenschaftler wie Louis Pasteur und Robert Koch im 19. Jahrhundert waren Meilensteine, die unser Verständnis von Krankheiten und deren Behandlung grundlegend veränderten.

Das 20. und 21. Jahrhundert brachten enorme Fortschritte in der medizinischen Technologie, Pharmakologie und in chirurgischen Techniken. Die Entwicklung von Antibiotika, Impfstoffen und fortschrittlichen diagnostischen Geräten hat die Lebenserwartung und die Qualität der Gesundheitsversorgung dramatisch verbessert. Gleichzeitig erleben wir eine Wiederauferstehung des Interesses an ganzheitlichen und alternativen Heilmethoden, was zu einem integrativen Ansatz in der modernen Medizin führt.

Erhalt traditionellen medizinischen Wissens

Der Erhalt des medizinischen Wissens, insbesondere der volkstümlichen und traditionellen medizinischen

Kenntnisse, ist aus mehreren Gründen von großer Bedeutung.

Zunächst einmal stellt dieses Wissen ein kulturelles Erbe dar. Es repräsentiert die Weisheit und Erfahrungen, die über Generationen hinweg in verschiedenen Gemeinschaften gesammelt wurden. Dieses Erbe zu bewahren, ist wichtig, um das Verständnis und die Wertschätzung für die historischen und kulturellen Hintergründe unterschiedlicher Heilpraktiken zu fördern.

Zudem bietet die traditionelle Medizin oft Einblicke in Heilmethoden und -mittel, die in der modernen Medizin noch nicht vollständig erforscht oder verstanden sind. Viele heute gebräuchliche Medikamente, wie beispielsweise Aspirin, haben ihre Ursprünge in traditionellen Heilmitteln. Die Erforschung dieser traditionellen Praktiken kann also zur Entwicklung neuer Medikamente und Therapien beitragen.

Darüber hinaus spielt die traditionelle Medizin in vielen Teilen der Welt eine wichtige Rolle in der Gesundheitsversorgung. In Regionen, in denen der Zugang zur modernen Medizin begrenzt oder unerschwinglich ist, stellen traditionelle Medizinische Praktiken oft die primäre oder einzige Form der Gesundheitsversorgung dar. Das Wissen um diese Praktiken ist daher entscheidend für das Wohlergehen vieler Gemeinschaften.

Die Bewahrung dieses Wissens beinhaltet auch die Anerkennung und den Respekt gegenüber den Werten und Überzeugungen, die in verschiedenen Kulturen in

Bezug auf Gesundheit und Heilung existieren. Dies ist besonders wichtig in einer globalisierten Welt, in der das Verständnis und die Wertschätzung für kulturelle Vielfalt zunehmend als wesentlich für den sozialen Zusammenhalt und das friedliche Zusammenleben angesehen werden.

Schließlich bieten die Dokumentation und Bewahrung traditioneller medizinischer Kenntnisse eine Basis für die zukünftige Forschung und Entwicklung in der Medizin. Sie ermöglicht es Wissenschaftlern, Heilpraktiker und Mediziner, von vergangenen Erkenntnissen zu lernen, diese zu analysieren und gegebenenfalls zu verbessern. In einer Zeit, in der die Welt mit neuen gesundheitlichen Herausforderungen konfrontiert ist, kann die traditionelle Medizin wertvolle Alternativen oder Ergänzungen zu modernen Behandlungsmethoden bieten.

Aus all diesen Gründen ist der Erhalt des Wissens der Volksmedizin und traditionellen medizinischen Heilmethoden nicht nur eine Frage des kulturellen Erbes, sondern auch ein wichtiger Aspekt der globalen Gesundheitsvorsorge und des medizinischen Fortschritts.

Traditionelle oder alternative Medizin?

Traditionelle Medizin und alternative Medizin sind Begriffe, die oft verwendet werden, um Heilmethoden zu beschreiben, die außerhalb der konventionellen, westlich orientierten medizinischen Praxis liegen. Obwohl sie einige Gemeinsamkeiten aufweisen, gibt es zwischen ihnen grundlegende Unterschiede.

traditionelle Medizin bezieht sich in erster Linie auf traditionelle Heilpraktiken, die innerhalb einer bestimmten Kultur oder Gemeinschaft entstanden sind und sich im Laufe der Zeit entwickelt haben. Diese Praktiken werden oft von Generation zu Generation weitergegeben und basieren auf dem Wissen, den Überzeugungen und den Erfahrungen einer bestimmten Kultur oder ethnischen Gruppe. Die traditionelle Medizin umfasst eine Vielzahl von Praktiken, darunter den Gebrauch von Heilkräutern, körperlichen Therapien, spirituellen Heilungen und Riten. Typischerweise ist sie tief in der Geschichte, den Traditionen und den sozialen Strukturen der Gemeinschaft verwurzelt.

Alternative Medizin hingegen ist ein breiterer Begriff, der eine Vielzahl von Heilmethoden umfasst, die als Alternative oder Ergänzung zur konventionellen westlichen Medizin angeboten werden. Dies schließt Praktiken ein, die nicht notwendigerweise auf traditionellen kulturellen Praktiken basieren, sondern auch solche, die neueren Ursprungs sein können. Alternative Medizin beinhaltet Ansätze wie Akupunktur, Homöopathie, Naturheilkunde, Chiropraktik und viele andere Therapieformen. Oft entstehen sie aus einer Kombination verschiedener philosophischer Überzeugungen und Ansätze und können Elemente aus verschiedenen Kulturen und Traditionen integrieren.

Ein wesentlicher Unterschied liegt also in ihren Ursprüngen und ihrer kulturellen Verankerung. Traditionelle Medizin ist tief in der spezifischen Kultur und

Tradition einer Gemeinschaft verwurzelt, während alternative Medizin eine breite Palette von Praktiken aus verschiedenen Kulturen und philosophischen Hintergründen umfasst und nicht notwendigerweise an eine bestimmte Kultur gebunden ist.

Zudem variiert das Maß an Anerkennung und Akzeptanz dieser beiden Heilformen. Alternative Medizinpraktiken sind oft formeller organisiert und können in einigen Fällen Teil des Angebots im Gesundheitswesen sein, während traditionelle Medizin in der Regel informeller ist und häufiger innerhalb von Gemeinschaften oder Familien praktiziert wird.

Beide Ansätze teilen jedoch das Ziel, Gesundheit und Wohlbefinden zu fördern und bieten häufig eine ganzheitlichere Perspektive auf Gesundheit und Krankheit als die konventionelle Medizin. Dabei ergänzen sie oft die konventionelle Medizin, können aber auch unabhängig von ihr verwendet werden. Sowohl Volks- als auch alternative Medizin betonen die Bedeutung von Prävention und der Behandlung von Krankheiten in einem umfassenderen Kontext, der sowohl physische als auch psychische, soziale und spirituelle Faktoren einbezieht.

Traditionelle oder moderne Medizin?

Traditionelle Medizin und moderne Medizin unterscheiden sich in mehreren grundlegenden Aspekten, die sowohl ihre Praktiken als auch ihre philosophischen Grundlagen betreffen. Diese Unterschiede spiegeln sich in ihren jeweiligen Ansätzen zur

Krankheitsbehandlung, Diagnosemethoden, Heilphilosophien und in der Art und Weise wider, wie Wissen und Praktiken übertragen und validiert werden.

Erstens basiert die moderne Medizin auf wissenschaftlichen Prinzipien und Methoden. Sie verwendet evidenzbasierte Ansätze, bei denen Behandlungen und Medikamente aufgrund von wissenschaftlichen Studien und klinischen Versuchen angewandt werden. Die moderne Medizin legt großen Wert auf die Quantifizierung und objektive Messung von Gesundheitszuständen und orientiert sich an standardisierten Behandlungsprotokollen. Zudem ist die moderne Medizin in hochspezialisierte Felder unterteilt, wobei Ärzte und Mediziner in spezifischen Bereichen wie Kardiologie, Neurologie oder Onkologie ausgebildet werden.

Im Gegensatz dazu ist die traditionelle Medizin stärker in den Traditionen und Überlieferungen einer bestimmten Kultur oder Gemeinschaft verankert. Ihre Praktiken und Heilmittel basieren häufig auf lokalem Wissen und werden durch Erfahrung und mündliche Überlieferungen weitergegeben. Die traditionelle Medizin betrachtet Krankheit und Gesundheit oft in einem ganzheitlicheren Kontext, der nicht nur physische, sondern auch spirituelle, emotionale und soziale Aspekte mit einbezieht. Ihre Methoden sind nicht immer im Sinne der modernen Wissenschaft validiert, was aber nicht bedeutet, dass sie unwirksam sind. Viele traditionelle Heilmethoden haben sich über Jahrhunderte bewährt und sind tief in den

Lebensweisen und Überzeugungen der Menschen verwurzelt.

Ein weiterer Unterschied besteht in der Art und Weise, wie Diagnosen gestellt und Behandlungen durchgeführt werden. In der modernen Medizin sind Diagnosen oft auf technologische Untersuchungen wie Bluttests, Röntgenbilder und andere bildgebende Verfahren gestützt. Behandlungen beinhalten häufig den Einsatz von pharmazeutischen Produkten und chirurgischen Eingriffen. In der traditionellen Medizin hingegen basieren Diagnosen und Behandlungen eher auf der Beobachtung von Symptomen und auf der Anwendung von natürlichen Heilmitteln wie Kräutern, Essenzen oder spezifischen manuellen Techniken.

Zudem unterscheiden sich moderne Medizin und traditionelle Medizin in ihrem Zugang zur Patientenbehandlung. Die moderne Medizin ist oft krankheitszentriert, konzentriert sich also auf die Bekämpfung spezifischer Krankheiten oder Symptome. Traditionelle Medizin hingegen neigt dazu, den Menschen mehr in seiner Gesamtheit zu betrachten und strebt danach, ein Gleichgewicht zwischen Körper, Geist und Umwelt herzustellen.

Schließlich unterscheidet sich auch die Art und Weise, wie Wissen akkumuliert und weitergegeben wird. In der modernen Medizin erfolgt dies durch formale Bildung, Forschung und Publikation in wissenschaftlichen Journalen. Die traditionelle Medizin hingegen basiert auf der Weitergabe von Wissen von Generation zu Generation, oft in mündlicher Form und durch praktische Anleitung.

In der Praxis ergänzen sich moderne und traditionelle Medizin oft. Viele Menschen nutzen Elemente beider Systeme, um ihre Gesundheit und ihr Wohlbefinden zu fördern. Jedes System hat seine Stärken und seine Berechtigung, und der Respekt vor beiden Ansätzen ist wesentlich für ein umfassendes Verständnis von Gesundheit und Heilung.

Historische und kulturelle Wurzeln der traditionellen Medizin

Die Volksheilkunde ist in verschiedenen Kulturen rund um den Globus auf einzigartige und tiefgreifende Weise verankert.

In der chinesischen Kultur ist sie beispielsweise als Traditionelle Chinesische Medizin bekannt und umfasst eine Vielzahl von Praktiken wie Akupunktur und Kräutermedizin, basierend auf Konzepten wie Yin und Yang sowie dem Qi-Fluss.

In Indien hat sich parallel dazu die Ayurveda-Medizin entwickelt, die auf der Idee eines harmonischen Gleichgewichts zwischen Körper, Geist und Umwelt aufbaut und Methoden wie Yoga und Kräuterheilkunde integriert.

Auch bei den indigenen Völkern Nordamerikas findet sich eine reiche Tradition an medizinischen Praktiken, die stark von ihrem spirituellen Glauben und ihrer tiefen Verbundenheit mit der Natur geprägt sind. Ähnlich verhält es sich in vielen afrikanischen Kulturen, wo traditionelle Heiler mit Heilkräutern und spirituellen Praktiken arbeiten, die fest in der Gemeinschaft verankert sind.

In Europa, insbesondere in ländlichen Gegenden, hat sich ebenfalls eine reichhaltige traditionelle Medizin etabliert, die auf alten Heilritualen und Kräuterkunde basiert und eng mit lokalen Traditionen und Bräuchen verwoben ist.

In den Regionen Lateinamerikas und der Karibik wiederum ist eine einzigartige Form der traditionellen Medizin entstanden, die indigene, afrikanische und europäische Elemente vereint, wie beispielsweise in der Curanderismo-Tradition, die verschiedene Formen der Körpertherapie, Kräutermedizin und spirituelle Heilung beinhaltet.

Diese kulturellen Praktiken der Volksheilkunde sind mehr als bloße medizinische Interventionen; sie verkörpern ein tiefes Verständnis des Lebens, der Natur und der menschlichen Existenz. Diese Heiltraditionen spiegeln eine holistische Sichtweise wider, die nicht nur auf die Heilung des physischen Körpers abzielt, sondern auch auf die Wiederherstellung des emotionalen, spirituellen und sozialen Gleichgewichts.

In der chinesischen und indischen Medizin beispielsweise wird Gesundheit nicht nur als Abwesenheit von Krankheit verstanden, sondern als ein Zustand des vollständigen körperlichen, geistigen und sozialen Wohlbefindens. Diese Sichtweise unterscheidet sich deutlich von der eher symptomorientierten Herangehensweise der westlichen Medizin. In der traditionellen Chinesischen Medizin wird großes Augenmerk auf die Prävention von Krankheiten gelegt, und es wird gelehrt, dass die Aufrechterhaltung des Gleichgewichts von Yin und Yang im Körper entscheidend für die Gesundheit ist.

Ebenso verfügen die indigenen Völker Nordamerikas und die afrikanischen Kulturen über ein reiches Erbe an Wissen über die heilenden Kräfte von Pflanzen und Naturstoffen, welches oft eng mit spirituellen Überzeugungen verbunden ist. In diesen Traditionen wird Gesundheit als ein harmonisches Zusammenspiel zwischen Mensch und Natur gesehen, und Krankheit wird häufig als Ergebnis eines gestörten Gleichgewichts oder als Folge von Disharmonien im sozialen oder spirituellen Leben interpretiert.

In Europa hat sich die traditionelle Medizin aus einem Mix von alten Heilriten, Kräuterkunde und lokal überliefertem Wissen entwickelt. Diese Praktiken sind oft eng mit der lokalen Flora und den spezifischen Umweltbedingungen verknüpft, was eine tiefe Kenntnis und Verständnis für die Natur und ihre Heilkräfte voraussetzt.

Lateinamerikanische und karibische Heiltraditionen, wie die Curanderismo-Praxis, vereinen ebenfalls eine beeindruckende Vielfalt von Einflüssen und spiegeln die komplexe Geschichte dieser Regionen wider. Die Integration von spirituellen Elementen, die Verwendung von Heilpflanzen und die Betonung von emotionaler und geistiger Heilung sind zentrale Aspekte dieser Traditionen.

Diese vielfältigen Formen der Volksheilkunde bieten nicht nur alternative Heilmethoden, sondern tragen auch zum kulturellen Reichtum und zur Diversität medizinischer Praktiken bei. Sie erinnern uns daran, dass es viele Wege gibt, Gesundheit und Wohlbefinden zu verstehen und zu fördern, und sie lehren uns, die Weisheit und das Wissen unterschiedlicher Kulturen zu schätzen.

Bedeutende Heiler durch die Jahrhunderte

Durch die Jahrhunderte hindurch gab es viele bedeutende Heiler, deren Praktiken und Erkenntnisse einen prägenden Einfluss auf die Entwicklung der Medizin und Heilkunde hatten. Diese Heiler stammten aus verschiedenen Kulturen und Epochen und trugen durch ihre Arbeit, ihr Wissen und ihre Innovationen maßgeblich zur Weiterentwicklung der Heilkunst bei.

In der antiken Welt war Hippokrates, ein griechischer Arzt des 4. Jahrhunderts v. Chr., eine Schlüsselfigur. Er wird oft als "Vater der Medizin" bezeichnet und ist bekannt für seine Bemühungen, die Medizin von der Magie und Mythologie zu lösen und sie auf Beobachtung und Vernunft zu gründen. Hippokrates betonte die Wichtigkeit der Diätetik und vertrat die Ansicht, dass Krankheiten natürliche Ursachen haben und nicht göttlicher Strafen sind. Sein berühmter Eid, der Hippokratische Eid, gilt bis heute als ethische Grundlage der medizinischen Praxis.

Im Mittelalter spielte Hildegard von Bingen, eine deutsche Benediktineräbtissin, eine wichtige Rolle in der Entwicklung der westlichen Medizin. Sie verfasste mehrere Werke über Medizin und Heilkräuter und galt als Expertin in der Verwendung von Pflanzen und natürlichen Heilmitteln. Ihre ganzheitliche Sicht auf Gesundheit und Krankheit, die sowohl spirituelle als auch physische Aspekte einschloss, war für ihre Zeit revolutionär.

In der islamischen Welt trug Avicenna (Ibn Sina), ein persischer Polymath des 10. und 11. Jahrhunderts, wesentlich zur Medizin bei. Sein berühmtestes Werk, "Das Buch der Heilung", ist eine umfassende Enzyklopädie, die nicht nur medizinische, sondern auch philosophische und wissenschaftliche Themen behandelt. Sein "Kanon der Medizin" war ein Standard-Lehrbuch in den Universitäten Europas und des Nahen Ostens für mehrere Jahrhunderte.

In China war der Arzt Sun Simiao im 7. Jahrhundert bekannt für seine Arbeit in der traditionellen chinesischen Medizin. Er schrieb umfangreiche Werke über Kräutermedizin, Diätetik und Akupunktur und betonte die ethische Verantwortung des Arztes gegenüber seinen Patienten.

In der Neuzeit war Paracelsus, ein Schweizer Arzt und Alchemist des 16. Jahrhunderts, eine Schlüsselfigur in der Übergangszeit von der mittelalterlichen zur modernen Medizin. Er kritisierte die damalige medizinische Praxis als zu sehr von Autoritäten wie Galen und Avicenna abhängig und befürwortete stattdessen die direkte Beobachtung der Natur und die experimentelle Forschung. Er gilt als einer der Väter der modernen Pharmakologie und führte das Konzept ein, dass Dosis und Toxizität bei der Verwendung von Medikamenten eine zentrale Rolle spielen.

Galen von Pergamon, ein griechisch-römischer Arzt des 2. Jahrhunderts, war eine weitere zentrale Figur in der Medizingeschichte. Seine umfangreichen Schriften und Theorien, insbesondere zur Anatomie, Physiologie und Pathologie, dominierten das medizinische Denken für fast anderthalb Jahrtausende. Seine Ideen, wie die Viersäftelehre, hatten einen tiefgreifenden Einfluss auf die medizinische Praxis im Mittelalter und in der Renaissance.

Im Bereich der Kräutermedizin und Naturheilkunde war Nicholas Culpeper, ein englischer Botaniker, Kräuterkenner und Astrologe des 17. Jahrhunderts, sehr einflussreich.

Er verfasste das Werk "The Complete Herbal", das detaillierte Beschreibungen von Hunderten von Heilpflanzen sowie ihre medizinische Verwendung enthielt. Culpepers Ansatz, medizinisches Wissen für die Allgemeinheit zugänglich zu machen, war zu seiner Zeit revolutionär und trug dazu bei, die Kräutermedizin in England zu popularisieren.

Eine weitere Schlüsselfigur war Samuel Hahnemann, ein deutscher Arzt, der im späten 18. und frühen 19. Jahrhundert lebte. Er ist der Begründer der Homöopathie, einer alternativen Medizinrichtung, die auf dem Prinzip "Ähnliches wird durch Ähnliches geheilt" basiert. Hahnemanns Ideen waren zu seiner Zeit umstritten, aber seine Arbeit hatte einen dauerhaften Einfluss auf die Entwicklung alternativer Heilmethoden.

In der traditionellen indischen Medizin, dem Ayurveda, ist Charaka, ein antiker indischer Gelehrter, besonders hervorzuheben. Er verfasste eines der grundlegenden Texte der Ayurveda-Medizin, das Charaka Samhita, das umfassende Informationen über verschiedene Aspekte der Medizin, einschließlich der Ätiologie, Symptomatologie und therapeutischen Verfahren für eine Vielzahl von Krankheiten, enthält.

In der islamischen Welt trug auch Al-Razi, bekannt als Rhazes im Westen, wesentlich zur Medizin bei. Er lebte im 9. und 10. Jahrhundert und war ein persischer Arzt, der für seine zahlreichen Beiträge zur Medizin und Chemie bekannt ist, darunter die Unterscheidung zwischen Masern und Pocken.

Diese historischen Persönlichkeiten zeichneten sich durch ihre Bereitschaft aus, über die Grenzen der bestehenden medizinischen Wissensstände hinauszudenken und neue Wege in der Diagnose, Behandlung und Theorie von Krankheiten zu beschreiten. Ihre Arbeit beeinflusste nicht nur ihre eigenen Generationen, sondern legte auch den Grundstein für zukünftige Entwicklungen in der Medizin und Heilkunde.

Mythen und Legenden in der traditionellen Medizin

Mythen und Legenden spielen in der traditionellen Medizin eine bedeutende Rolle, da sie oft das kulturelle und spirituelle Verständnis von Gesundheit und Krankheit widerspiegeln. Diese Erzählungen sind nicht nur faszinierende Geschichten, sondern tragen auch wesentliche Einsichten über die menschliche Beziehung zur Natur, zur Heilung und zum Kranksein in sich.

Eines der auffälligsten Merkmale solcher Mythen und Legenden ist ihre Verbindung zur natürlichen Welt. Viele Kulturen glauben, dass bestimmte Pflanzen oder Naturphänomene göttliche Kräfte besitzen und die Fähigkeit haben, Krankheiten zu heilen oder zu verhindern. Beispielsweise existieren in vielen indigenen Kulturen Geschichten über Pflanzen, die von Geistern oder Göttern als Geschenke an die Menschheit gegeben wurden, um Krankheiten zu heilen. Solche Legenden können das Wissen über die medizinische Verwendung bestimmter Pflanzen bewahren und über Generationen hinweg weitergeben.

In vielen Traditionen gibt es auch Mythen über die Ursprünge von Krankheiten und deren Heilung. Diese

Geschichten können komplexe Erklärungen dafür bieten, wie Krankheiten in die Welt kamen, oft verbunden mit moralischen oder ethischen Lektionen. Zum Beispiel könnten Krankheiten als Folge von Ungleichgewichten in der Welt, von Vergehen gegenüber Göttern oder Naturgeistern oder als Prüfungen verstanden werden. Solche Mythen bieten nicht nur Erklärungen für das Auftreten von Krankheiten, sondern legen auch nahe, dass Heilung durch die Wiederherstellung von Harmonie und Gleichgewicht, durch Buße oder durch besondere Rituale erreicht werden kann.

Darüber hinaus gibt es zahlreiche Legenden über legendäre Heiler, die über außergewöhnliche Fähigkeiten verfügten. Diese Figuren, oft als Weise, Schamanen oder Medizinmänner und -frauen dargestellt, spielen in vielen Kulturen eine Schlüsselrolle. Sie verfügen nicht nur über umfangreiches Wissen über Kräuter und Heilmethoden, sondern werden auch oft mit übernatürlichen Fähigkeiten assoziiert, wie der Kommunikation mit Geistern oder der Fähigkeit, in die Zukunft zu sehen. Diese Charaktere symbolisieren das tiefe Wissen und die spirituellen Aspekte der Heilkunst in der traditionellen Medizin.

Außerdem sind viele Heilpraktiken und Rituale in der traditionellen Medizin von solchen Mythen und Legenden beeinflusst. Rituale können Elemente von Geschichten beinhalten, die sich auf spezifische Götter, Geister oder mythologische Ereignisse beziehen, und oft ist die Art und Weise, wie eine Behandlung durchgeführt wird, ebenso wichtig wie die verwendeten Materialien.

Diese Mythen und Legenden sind daher mehr als nur einfache Geschichten; sie sind ein integraler Bestandteil des kulturellen Erbes und der medizinischen Praxis vieler Gesellschaften. Sie bieten ein Fenster in das Verständnis von Gesundheit und Krankheit in verschiedenen Kulturen und erinnern uns daran, dass Medizin und Heilung nicht nur physische Prozesse sind, sondern auch tief in der menschlichen Kultur, Spiritualität und Philosophie verwurzelt sind.

Ein interessanter Aspekt der traditionelle Medizinischen Mythen ist ihre Rolle bei der Erklärung und Behandlung psychischer und emotionaler Leiden. In vielen Kulturen existieren Legenden über Geister oder übernatürliche Wesen, die für bestimmte Arten von psychischen Zuständen oder Verhaltensänderungen verantwortlich gemacht werden. Die Behandlung solcher Zustände kann rituelle Heilungen, Exorzismen oder die Anrufung schützender Geister oder Ahnen beinhalten. Diese Praktiken spiegeln ein Verständnis wider, das psychische Gesundheit als ein Gleichgewicht zwischen der Person, ihrer Gemeinschaft und der spirituellen Welt sieht.

Des Weiteren spielen astrologische und kosmologische Konzepte in einigen traditionelle Medizinischen Traditionen eine wichtige Rolle. Beispielsweise könnten die Positionen der Sterne und Planeten oder der Wechsel der Jahreszeiten als entscheidend für die Entstehung und Heilung von Krankheiten angesehen werden. In solchen Systemen ist die Medizin eng mit der Beobachtung des Himmels und der Interpretation kosmischer Zeichen verknüpft.

Außerdem sind die Überlieferungen von 'heiligen Orten' – wie Quellen, Bäume, Berge oder andere Naturstätten – von Bedeutung. Diese Orte werden oft als heilkräftig betrachtet und mit besonderen spirituellen oder heilenden Energien assoziiert. Pilgerfahrten zu diesen Orten, das Trinken von Quellwasser oder spezielle Rituale an diesen Plätzen sind gängige Praktiken in vielen traditionelle Medizinischen Systemen. Diese Orte und die mit ihnen verbundenen Geschichten und Rituale unterstreichen die Verbindung zwischen der natürlichen Welt und der menschlichen Gesundheit.

In einigen Kulturen existieren zudem Legenden über die Entstehung bestimmter Heilpflanzen oder Heilsubstanzen. Diese Geschichten können die Entdeckung einer Pflanze oder eines Heilmittels durch einen mythologischen oder historischen Helden, eine göttliche Offenbarung oder einen glücklichen Zufall beschreiben. Solche Erzählungen tragen dazu bei, das Wissen über die medizinische Verwendung dieser Pflanzen und Substanzen zu bewahren und zu legitimieren.

Insgesamt tragen Mythen und Legenden in der traditionellen Medizin dazu bei, eine reichhaltige und vielschichtige Landschaft der Heilkunde zu schaffen, die weit über die physische Anwendung von Heilmethoden hinausgeht. Sie vermitteln wichtige kulturelle, spirituelle und psychologische Perspektiven auf Gesundheit und Krankheit und zeigen, wie eng die menschliche Existenz mit der Natur und dem spirituellen Universum verwoben ist.

Wissenschaft und traditionelle Medizin

Die wissenschaftliche Untersuchung populärer Heilmittel, insbesondere solcher aus der traditionellen Medizin, ist ein multidisziplinäres Feld. Diese Forschung erstreckt sich über verschiedene Bereiche, darunter die Pharmakologie, Ethnobotanik, Biochemie und klinische Medizin. Das Ziel ist es, die Wirksamkeit, Sicherheit und den Wirkmechanismus dieser Heilmittel zu verstehen und zu bewerten.

In der Pharmakologie zum Beispiel konzentriert sich die Forschung auf die Identifizierung und Isolierung von Wirkstoffen in Heilpflanzen und anderen Naturstoffen. Wissenschaftler analysieren die chemische Zusammensetzung dieser Heilmittel und führen Experimente durch, um ihre biologische Aktivität zu testen. Beispielsweise könnten sie untersuchen, ob ein Pflanzenextrakt entzündungshemmende, antibakterielle oder antivirale Eigenschaften hat. Ein bekanntes Beispiel ist die Entdeckung des Wirkstoffs Artemisinin, der aus dem Einjährigen Beifuß gewonnen wird und heute ein wichtiger Bestandteil der Malaria-Therapie ist.

Die Ethnobotanik ist ein weiterer wichtiger Bereich, der sich mit der Beziehung zwischen Menschen und Pflanzen beschäftigt, insbesondere in Bezug auf die traditionelle Nutzung von Pflanzen zu medizinischen Zwecken. Ethnobotaniker studieren, wie verschiedene Kulturen Pflanzen zur Behandlung von Krankheiten verwenden, und dokumentieren dieses traditionelle Wissen. Dieser Ansatz kann wichtig sein, um Pflanzen zu identifizieren, die möglicherweise biologisch aktive Verbindungen enthalten.

Biochemische Studien sind wichtig, um zu verstehen, wie die in Heilmitteln enthaltenen Verbindungen auf molekularer Ebene wirken. Zum Beispiel könnte die Forschung zeigen, dass ein bestimmter Pflanzenstoff die Aktivität eines Enzyms im Körper beeinflusst oder an spezifischen Rezeptoren in den Zellen bindet, was zu therapeutischen Effekten führen kann.

Die klinische Forschung ist ebenfalls von zentraler Bedeutung, da sie darauf abzielt, die Sicherheit und Wirksamkeit von Heilmitteln in kontrollierten Umgebungen zu testen. Dies beinhaltet normalerweise präklinische Studien an Zellkulturen oder Tieren und anschließend klinische Studien am Menschen. Klinische Studien sind entscheidend, um zu bewerten, ob ein Heilmittel wirksam und sicher für den menschlichen Gebrauch ist. Dabei wird auch untersucht, welche Dosierungen effektiv sind und welche Nebenwirkungen auftreten können.

Insgesamt ist die Wissenschaft hinter populären Heilmitteln ein Bereich, der fortwährend wächst und sich entwickelt. Mit dem zunehmenden Interesse an alternativen und komplementären Heilmethoden und dem Fortschritt in der wissenschaftlichen Forschung gewinnen wir ein immer besseres Verständnis dafür, wie traditionelle Heilmittel wirken und wie sie möglicherweise zur modernen Medizin beitragen können. Diese

Forschung hilft nicht nur dabei, das Wissen über diese Heilmittel zu validieren und zu erweitern, sondern trägt auch dazu bei, die medizinische Praxis zu bereichern und möglicherweise neue Behandlungen für verschiedene Krankheiten zu entwickeln.

Die moderne Forschung zu Volksheilmitteln

Dieser Bereich hat in den letzten Jahrzehnten zunehmend an Bedeutung gewonnen, da Wissenschaftler aus aller Welt das Potenzial traditioneller Heilmethoden erkennen und untersuchen. Diese Forschung umfasst mehrere Schlüsselbereiche:

Pharmakognosie und Wirkstoffentdeckung: Dieser Bereich konzentriert sich auf die Entdeckung und Isolierung von bioaktiven Verbindungen in Pflanzen, Tieren und Mineralien, die in der traditionellen Medizin verwendet werden. Forscher analysieren diese Substanzen, um ihre chemische Struktur zu bestimmen und mögliche therapeutische Effekte zu identifizieren. Viele moderne Medikamente, wie Aspirin und Penicillin, haben ihre Wurzeln in traditionellen Heilmitteln, und die Suche nach neuen Arzneistoffen in der Natur bleibt ein wichtiger Forschungsschwerpunkt.

Ethnopharmakologie: Die Ethnopharmakologie verbindet ethnobotanische Erkenntnisse mit pharmakologischen Methoden, um das medizinische Wissen und die Praktiken verschiedener Kulturen zu erforschen. Forscher in diesem Bereich arbeiten oft direkt mit indigenen Völkern und lokalen Gemeinschaften zusammen, um deren traditionelles Wissen über Heilpflanzen und -methoden zu dokumentieren und zu analysieren. Dies hilft nicht nur, verloren gehendes Wissen zu bewahren, sondern bietet auch wertvolle Einblicke für die biomedizinische Forschung.

Präklinische und klinische Studien: Viele traditionelle Heilmittel unterliegen präklinischen und klinischen Studien, um ihre Sicherheit und Wirksamkeit zu bewerten. In präklinischen Studien werden die Wirkungen von Heilmitteln in Labor- und Tiermodellen untersucht. Erfolgversprechende Kandidaten können dann in klinischen Studien am Menschen weiter erforscht werden. Diese rigorosen Tests sind entscheidend, um traditionelle Heilmittel in anerkannte therapeutische Behandlungen zu überführen.

Integration in die moderne Medizin: Es gibt auch Bestrebungen, wirksame und sichere Volksheilmittel in die konventionelle medizinische Praxis zu integrieren. Dies betrifft insbesondere die Bereiche der integrativen und komplementären Medizin, die traditionelle Heilmethoden mit moderner wissenschaftlicher Medizin kombinieren. Solche Ansätze werden zunehmend populär, insbesondere bei der Behandlung chronischer Erkrankungen und bei der Schmerztherapie.

Bewahrung ethnobotanischen Wissens: Angesichts der Tatsache, dass traditionelles Wissen oft mündlich überliefert wird und somit gefährdet ist, verloren zu gehen, widmet sich die moderne Forschung auch der Dokumentation und Bewahrung dieses Wissens. Dies ist besonders wichtig, da viele indigene Kulturen und ihre Heilpraktiken durch Globalisierung und Modernisierung bedroht sind.

Nachhaltigkeit und Biodiversität: Ein weiterer Forschungsbereich befasst sich mit der nachhaltigen Nutzung und dem Schutz von Heilpflanzen. Da viele Pflanzen, die in der traditionellen Medizin verwendet werden, aus wilden Beständen stammen, ist ihre nachhaltige Ernte entscheidend, um die Biodiversität zu erhalten und die Verfügbarkeit dieser Ressourcen für zukünftige Generationen zu sichern.

Insgesamt bietet die moderne Forschung zu Volksheilmitteln ein spannendes und vielversprechendes Feld, das sowohl zur wissenschaftlichen Erkenntnis als auch zur praktischen Anwendung in der Medizin beiträgt. Durch die Kombination traditionellen Wissens mit modernen Forschungsmethoden eröffnen sich neue Möglichkeiten zur Behandlung von Krankheiten und zur Verbesserung der Gesundheitsversorgung weltweit.

Wissenschaftliche Erfolgsgeschichten

Die Erforschung traditioneller Heilmittel und deren Integration in die moderne Medizin hat zu einigen bemerkenswerten Erfolgsgeschichten geführt. Diese Fallstudien zeigen, wie wissenschaftliche Methoden genutzt werden können, um die Wirksamkeit und Sicherheit von Heilmitteln, die aus der traditionellen Medizin stammen, zu überprüfen und zu validieren. Einige Beispiele dafür sind:

Artemisinin zur Malaria-Behandlung: Eines der bekanntesten Beispiele ist Artemisinin, eine Verbindung, die aus dem Einjährigen Beifuß (Artemisia annua) extrahiert wird. Traditionell wurde diese Pflanze in der chinesischen Medizin zur Behandlung von Fieber eingesetzt. Die Entdeckung der antimalariellen Wirkung von Artemisinin geht auf die chinesische Wissenschaftlerin Tu Youyou zurück, die in den 1970er Jahren im Rahmen eines geheimen Militärprojekts an der Erforschung traditioneller chinesischer Heilmittel arbeitete. Ihre Arbeit führte zur Entwicklung von Artemisinin-basierten Kombinationstherapien, die heute weltweit im Kampf gegen Malaria eingesetzt werden. Für diese Entdeckung erhielt Tu Youyou 2015 den Nobelpreis für Medizin.

Taxol (Paclitaxel) in der Krebstherapie: Ein weiteres Beispiel ist Taxol, ein Chemotherapeutikum, das ursprünglich aus der Rinde der Pazifischen Eibe gewonnen wurde. Die Entdeckung seiner krebshemmenden Eigenschaften war das Ergebnis einer systematischen Untersuchung von Pflanzenextrakten durch das National Cancer Institute in den USA in den 1960er Jahren. Taxol hat sich als wirksam bei der Behandlung verschiedener Krebsarten erwiesen, einschließlich Eierstock-, Brust- und Lungenkrebs.

Digitalis aus dem Fingerhut: Digitalis, ein Wirkstoff, der aus den Blättern des Fingerhuts gewonnen wird, wird seit langem in der traditionellen Medizin zur Behandlung von Herzleiden eingesetzt. Die wissenschaftliche Validierung seiner Anwendung bei

Herzinsuffizienz und bestimmten Arten von Herzrhythmusstörungen fand im 18. Jahrhundert statt. Heute werden Digitalis-Präparate unter strenger Dosierung zur Behandlung bestimmter Herzerkrankungen eingesetzt.

Metformin und die Zauberwurzel Galega officinalis: Metformin, eines der am häufigsten verschriebenen Medikamente zur Behandlung von Typ-2-Diabetes, hat seine Wurzeln in der traditionellen europäischen Medizin. Die Wurzel der Pflanze Galega officinalis (auch bekannt als Geißraute) wurde traditionell zur Behandlung von Diabetes eingesetzt. Die Untersuchung ihrer Bestandteile führte zur Entwicklung von Metformin in den 1950er Jahren, welches heute aufgrund seiner Wirksamkeit und Sicherheit eine zentrale Rolle in der Diabetesbehandlung spielt.

Aspirin und Weidenrinde: Die Verwendung von Weidenrinde zur Schmerzlinderung und Fieberreduktion ist ein altes Heilmittel, das bis in die Zeiten des Hippokrates zurückreicht. Der Wirkstoff in der Weidenrinde, Salicin, wurde im 19. Jahrhundert isoliert und führte schließlich zur Entwicklung von Acetylsalicylsäure, besser bekannt als Aspirin. Aspirin ist heute eines der am häufigsten verwendeten Medikamente weltweit.

Quinin und Chinarinde: Quinin, das aus der Rinde des Chinarindenbaums gewonnen wird, ist ein weiteres Beispiel für ein traditionelles Heilmittel, das Eingang in die moderne Medizin gefunden hat. Es wurde traditionell von indigenen Völkern in Südamerika verwendet, um Fieber und Malaria zu behandeln. Europäische Forscher isolierten Quinin im 19. Jahrhundert, und es wurde zum Hauptmittel in der Behandlung und Prävention von Malaria.

Lovastatin und Roter Reis: Lovastatin, ein Medikament zur Senkung des Cholesterinspiegels, wurde ursprünglich aus einem natürlich vorkommenden Stoff, dem Roten Reis, gewonnen. Roter Reis ist ein traditionelles chinesisches Nahrungsmittel und Heilmittel, das seit Jahrhunderten zur Verbesserung der Blutzirkulation und zur Senkung des Cholesterinspiegels eingesetzt wird. Die Entdeckung von Lovastatin in den 1970er Jahren führte zur Entwicklung einer neuen Klasse von Medikamenten, den Statinen, die heute weit verbreitet sind.

Ephedrin aus der Pflanze Ephedra: Ephedrin, ein Alkaloid aus der Pflanze Ephedra (Ma Huang), wurde in der traditionellen chinesischen Medizin zur Behandlung von Asthma und anderen Atemwegserkrankungen eingesetzt. Die Isolierung und Synthese von Ephedrin in den frühen 20. Jahrhunderten ermöglichte die Entwicklung effektiverer und sichererer Bronchodilatatoren und Asthma-Medikamente.

Curcumin aus Kurkuma: Kurkuma, ein Hauptbestandteil vieler Curry-Gewürze, wird in der traditionellen indischen Medizin (Ayurveda) seit Jahrhunderten zur Behandlung verschiedener Beschwerden eingesetzt. Der Wirkstoff Curcumin hat in jüngster Zeit wissenschaftliches Interesse geweckt wegen seiner potenziellen antiinflammatorischen, antioxidativen und antikarzinogenen Eigenschaften. Die Forschung untersucht, wie

Curcumin bei der Behandlung und Prävention von Krankheiten wie Krebs, Alzheimer und Herzkrankheiten eingesetzt werden könnte.

Ginkgo Biloba: Ginkgo, ein uralter Baum, der in der traditionellen chinesischen Medizin verwendet wird, hat Aufmerksamkeit für seine potenziellen neuroprotektiven und durchblutungsfördernden Eigenschaften erregt. Ginkgo-Extrakte werden in der modernen Kräutermedizin häufig zur Verbesserung der Gedächtnisleistung und zur Behandlung von Demenzsymptomen verwendet, obwohl die wissenschaftliche Evidenz noch gemischt ist.

Omega-3-Fettsäuren aus Fischöl: Der traditionelle Verzehr von Fisch in vielen Kulturen, insbesondere in Gesellschaften mit einer hohen Rate an Seefischkonsum wie in Japan, hat zur Erforschung der gesundheitlichen Vorteile von Omega-3-Fettsäuren geführt. Diese sind mittlerweile bekannt für ihre entzündungshemmenden Eigenschaften und ihren Nutzen bei der Prävention von Herz-Kreislauf-Erkrankungen.

Aloe Vera: Die Verwendung von Aloe Vera, sowohl in der traditionellen Medizin vieler Kulturen als auch in der traditionellen Medizin, für die Hautpflege und bei Verbrennungen hat wissenschaftliche Untersuchungen über ihre wundheilenden und feuchtigkeitsspendenden Eigenschaften angeregt.

Ingwer zur Linderung von Übelkeit: Ingwer wird in verschiedenen traditionellen Medizinsystemen zur

Linderung von Übelkeit und Magenbeschwerden eingesetzt. Moderne klinische Studien haben gezeigt, dass Ingwer effektiv bei der Reduzierung von Symptomen der Seekrankheit, der Schwangerschaftsübelkeit und der Übelkeit im Zusammenhang mit Chemotherapie sein kann.

Kamille: Seit Jahrhunderten wird Kamille in der traditionellen Medizin für ihre beruhigenden und entzündungshemmenden Eigenschaften geschätzt. Moderne Studien haben gezeigt, dass Kamille potenziell bei der Behandlung von Angstzuständen und Schlafstörungen helfen kann. Ihre entzündungshemmenden und antimikrobiellen Eigenschaften machen sie auch zu einer beliebten Wahl in der Hautpflege.

Süßholzwurzel: In der traditionellen chinesischen Medizin und anderen traditionellen Medizinsystemen wird Süßholzwurzel zur Behandlung verschiedener Beschwerden eingesetzt. Moderne Forschungen haben gezeigt, dass sie antivirale und antimikrobielle Eigenschaften besitzt und potenziell bei der Behandlung von Magengeschwüren und Atemwegserkrankungen nützlich sein kann.

Johanniskraut: Traditionell wurde Johanniskraut zur Behandlung von Wunden und zur Verbesserung der Stimmung verwendet. Heute wird es häufig in der Behandlung leichter bis mittelschwerer Depressionen eingesetzt, wobei Studien seine Wirksamkeit in einigen Fällen bestätigen.

Teufelskralle: Ursprünglich in der afrikanischen traditionellen Medizin verwendet, wird Teufelskralle heute oft in der Behandlung von Entzündungen und Schmerzen bei Arthrose eingesetzt. Die Forschung deutet darauf hin, dass sie schmerzlindernde und entzündungshemmende Eigenschaften hat.

Baldrianwurzel: Seit Langem in der traditionellen Medizin zur Förderung des Schlafs und zur Beruhigung verwendet, zeigen moderne Studien, dass Baldrianwurzel als natürliches Schlafmittel bei Schlafstörungen wirksam sein kann.

Die wissenschaftliche Erforschung solcher traditionellen Mittel bietet wertvolle Einblicke und kann zur Entwicklung neuer Therapien in der modernen Medizin führen. Es zeigt sich immer wieder, wie wichtig die Erhaltung und das Verständnis traditioneller Medizinpraktiken und deren Integration in moderne therapeutische Ansätze sind.

Grenzen und Risiken der traditionellen Medizin

Die traditionelle Medizin, obwohl sie eine wichtige Rolle in der Geschichte der Heilung und in vielen Kulturen spielt, bringt auch bestimmte Grenzen und Risiken mit sich. Es ist wichtig, diese Aspekte zu berücksichtigen, um die Sicherheit und Wirksamkeit der Behandlungen zu gewährleisten.

Eine der größten Herausforderungen der traditionellen Medizin ist das Fehlen standardisierter Dosierungen und Präparationsmethoden. Während moderne Medikamente einer strengen Kontrolle und Tests unterliegen, um Dosierung, Reinheit und Wirksamkeit zu gewährleisten, sind viele Volksheilmittel variabel in ihrer Zusammensetzung und Konzentration. Diese Variabilität kann zu inkonsistenten Behandlungsergebnissen führen und macht es schwierig, die Wirksamkeit und Sicherheit zu bewerten.

Zudem besteht die Gefahr von Wechselwirkungen mit konventionellen Medikamenten. Viele Patienten informieren ihre Ärzte nicht über die Verwendung von Volksheilmitteln, was zu gefährlichen Wechselwirkungen führen kann. Einige Kräuter und Naturprodukte können die Wirksamkeit von verschreibungspflichtigen Medikamenten beeinträchtigen oder unerwünschte Nebenwirkungen verstärken.

Die Wechselwirkung zwischen Kräutern, Naturprodukten und verschreibungspflichtigen Medikamenten ist ein wichtiges Thema, das oft unterschätzt wird. Viele Menschen nehmen an, dass natürliche Produkte automatisch sicher sind, aber dies ist nicht immer der Fall, besonders wenn sie zusammen mit anderen Medikamenten verwendet werden.

Zu den häufigen Beispielen gehört Johanniskraut, ein beliebtes pflanzliches Heilmittel, das oft zur Behandlung von Depressionen verwendet wird. Es kann jedoch die Wirksamkeit von vielen verschreibungspflichtigen Medikamenten, einschließlich Antidepressiva, Geburtenkontrollpillen und bestimmten Herzmedikamenten, beeinträchtigen. Das liegt daran, dass Johanniskraut die Aktivität von Enzymen in der Leber erhöht, die für den Abbau vieler Medikamente verantwortlich sind. Dies kann dazu führen, dass diese Medikamente schneller abgebaut werden und somit weniger wirksam sind.

Ein weiteres Beispiel ist Knoblauch, der die Blutgerinnung beeinflussen kann. Wenn Knoblauch zusammen mit Blutverdünnern wie Warfarin genommen wird, kann dies das Blutungsrisiko erhöhen.

Ginkgo biloba, oft genutzt zur Verbesserung der Gedächtnisleistung und zur Behandlung von Demenzsymptomen, kann ebenfalls problematisch sein. Wenn es mit Antidepressiva oder Blutverdünnern kombiniert wird, kann es zu unerwarteten Nebenwirkungen kommen, wie beispielsweise einem erhöhten Blutungsrisiko.

Ginseng, der oft zur Steigerung der Energie verwendet wird, kann die Wirkung von blutzuckersenkenden Medikamenten und Blutdruckmitteln beeinflussen. Dies kann zu gefährlich niedrigen Blutzucker- oder Blutdruckwerten führen.

Es ist auch wichtig zu beachten, dass die Qualität und Reinheit von Kräuterprodukten variieren können. In einigen Fällen enthalten diese Produkte nicht deklarierte Zusätze oder Verunreinigungen, die zusätzliche Risiken bergen können.

Das Wichtigste ist, dass Personen, die verschreibungspflichtige Medikamente nehmen, ihren Arzt oder Apotheker informieren sollten, bevor sie Kräuter- oder

Naturprodukte einnehmen. Dies ermöglicht es dem Gesundheitsdienstleister, mögliche Wechselwirkungen zu bewerten und entsprechende Empfehlungen zu geben. Das ist wichtig, um sicherzustellen, dass die Behandlung sowohl sicher als auch effektiv ist.

Ein weiteres Risiko ist die Qualität und Reinheit der verwendeten Substanzen. Traditionelle medizinische Produkte unterliegen oft nicht den gleichen regulatorischen Standards wie konventionelle Medikamente. Kontaminationen, Verfälschungen oder falsche Etikettierungen können Patienten unbekannten Risiken aussetzen.

Eines der Hauptprobleme ist die Kontamination. Traditionelle Produkte können mit Schwermetallen, Pestiziden oder anderen toxischen Stoffen kontaminiert sein, was ernsthafte Gesundheitsrisiken darstellen kann. Diese Verunreinigungen können aufgrund unsachgemäßer Anbau-, Ernte- oder Verarbeitungspraktiken auftreten. Die Exposition gegenüber solchen Kontaminanten, insbesondere über längere Zeiträume, kann zu einer Reihe von Gesundheitsproblemen führen, von akuten Vergiftungssymptomen bis hin zu langfristigen Auswirkungen wie Organschäden oder Krebserkrankungen.

Ein weiteres Problem ist die Verfälschung. Manche Hersteller fügen ihren Produkten absichtlich pharmazeutische Substanzen hinzu, um die Wirksamkeit zu erhöhen. Diese Verfälschungen sind nicht nur illegal, sondern auch gefährlich, da die hinzugefügten Substanzen unerwartete oder schwerwiegende Nebenwirkungen verursachen können, besonders wenn der Anwender bereits andere Medikamente einnimmt.

Die falsche Etikettierung ist ebenfalls ein ernsthaftes Anliegen. In einigen Fällen sind die auf dem Etikett aufgeführten Inhaltsstoffe unvollständig, irreführend oder gänzlich falsch. Dies kann für Verbraucher besonders problematisch sein, die auf bestimmte Substanzen allergisch reagieren oder spezifische Medikamente einnehmen, die mit bestimmten Kräutern interagieren können. Die falsche Kennzeichnung kann somit nicht nur die Wirksamkeit des Produkts beeinträchtigen, sondern auch zu gefährlichen gesundheitlichen Komplikationen führen.

Es gibt auch das Problem unzureichender wissenschaftlicher Beweise für viele traditionelle Medizinische Praktiken. Während einige traditionelle Heilmittel in wissenschaftlichen Studien untersucht und ihre Wirksamkeit bestätigt wurde, bleibt ein großer Teil ohne fundierte klinische Beweise. Dies bedeutet nicht unbedingt, dass diese Mittel unwirksam sind, sondern dass ihre Wirkungen nicht gründlich untersucht und verstanden wurden.

Zudem besteht die Gefahr der Fehldiagnose und des Verzichts auf konventionelle Behandlung. Manchmal greifen Menschen ausschließlich auf Volksheilmittel zurück, auch bei ernsthaften oder fortschreitenden Erkrankungen, bei denen eine frühzeitige konventionelle medizinische Behandlung entscheidend wäre. Dies kann zu einer Verschlechterung der Gesundheit und verpassten Diagnosemöglichkeiten führen.

Um diese Risiken zu minimieren, ist es wichtig, dass sich die Anwender der Grenzen und potenziellen Gefahren bewusst sind und traditionelle Medizin ergänzend, nicht ersetzend, zur konventionellen Medizin verwenden. Außerdem ist eine offene Kommunikation zwischen Patienten und ihren Gesundheitsdienstleistern über alle genutzten Behandlungsformen entscheidend, um eine sichere und effektive Gesundheitsversorgung zu gewährleisten.

Regionale Heilmittel und ihre Anwendungen

Die Regionalität von Volksheilmitteln ist ein faszinierendes Thema, da sich traditionelle Medizin aus den lokalen Gegebenheiten, den dort verfügbaren Ressourcen und der kulturellen Geschichte einer Region entwickelt. Volksheilmittel spiegeln oft die Beziehung einer Gemeinschaft zu ihrer natürlichen Umgebung wider und nutzen die heilenden Eigenschaften von Pflanzen, Mineralien und anderen Ressourcen, die in ihrer lokalen Umgebung vorkommen.

In ländlichen und abgelegenen Gebieten, wo der Zugang zu moderner medizinischer Versorgung begrenzt sein kann, spielen Volksheilmittel eine besonders wichtige Rolle. Sie sind oft das Ergebnis jahrhundertelanger Beobachtungen und Erfahrungen mit der lokalen Flora und Fauna und werden von Generation zu Generation weitergegeben. Diese Mittel sind tief in der lokalen Kultur verwurzelt und reflektieren nicht nur medizinisches Wissen, sondern auch spirituelle und soziale Aspekte der Gemeinschaft.

Zum Beispiel nutzen Menschen in Bergregionen oft Pflanzen, die in höheren Höhenlagen wachsen und besondere Eigenschaften aufgrund der extremen Wetterbedingungen und der Bodenbeschaffenheit haben. In Küstengebieten werden dagegen häufig Algen und Meerespflanzen verwendet, die reich an Mineralien sind und besondere Heilkräfte haben sollen.

Die Vielfalt der Volksheilmittel ist enorm und variiert stark je nach geographischer Lage, Klima und Biodiversität einer Region. In tropischen Regionen beispielsweise gibt es eine große Vielfalt an medizinischen Pflanzen und Kräutern, die in der traditionellen Medizin genutzt werden, während in Wüstenregionen oft Heilpflanzen verwendet werden, die an extreme Trockenheit angepasst sind.

Darüber hinaus spiegeln Volksheilmittel oft das historische und kulturelle Erbe einer Region wider. In vielen Kulturen sind traditionelle Heilpraktiken eng mit religiösen und spirituellen Überzeugungen verknüpft, und die Heilung wird nicht nur als physischer, sondern auch als spiritueller Prozess verstanden.

In Asien sind die Heilpraktiken äußerst vielfältig und tief in den kulturellen Traditionen verwurzelt, wobei sie von antiken Methoden bis hin zu modernen Techniken reichen. Besonders auffällig ist das ganzheitliche Verständnis von Gesundheit, welches Körper, Geist und Seele als ein integriertes System betrachtet. In China beispielsweise hat sich die traditionelle Chinesische Medizin entwickelt, die Akupunktur, Kräutermedizin, Tuina-Massage und Qi Gong umfasst und sich auf das Konzept des Qi, der Lebensenergie, stützt. Ungleichgewichte im Qi-Fluss werden hier als Ursache für Krankheiten gesehen.

In Indien hat sich mit Ayurveda ein ähnlich umfassendes System entwickelt, das auf der Harmonisierung von Körper, Geist und Umwelt basiert und verschiedene

Behandlungsformen wie Ernährungstherapie, Kräutermedizin, Yoga und Meditation einschließt. Ayurveda klassifiziert Individuen nach Dosha-Typen, und Therapien werden entsprechend angepasst.

Japan bietet mit seiner Kampo-Medizin, einer Adaption der traditionellen Chinesischen Medizin, einen einzigartigen Ansatz, der hauptsächlich auf Kräutertherapien setzt und weniger Gewicht auf Akupunktur legt. Kampo-Diagnostik betont die sorgfältige Untersuchung des Patienten und beinhaltet Methoden wie Zungen- und Pulsdiagnose.

In Korea wiederum hat sich eine eigene Form der traditionellen Medizin entwickelt, die Elemente aus der chinesischen Medizin übernimmt, aber eigene Techniken wie die Handakupunktur einbezieht, bei der die Hand als Repräsentation des gesamten Körpers angesehen wird. Korea hat auch ein ausgeprägtes System der Kräutermedizin.

In Thailand schließlich ist die thailändische Massage berühmt, die Druckpunkttechniken mit yogaähnlichen Dehnungen kombiniert und darauf abzielt, die Energiebahnen des Körpers auszugleichen. Auch hier spielt die Verwendung von Heilkräutern eine wichtige Rolle.

Diese asiatischen Heilmethoden werden sowohl für präventive Gesundheitsmaßnahmen als auch zur Behandlung spezifischer Krankheiten eingesetzt und haben ihre Wirksamkeit in der langen Geschichte ihrer Anwendung unter Beweis gestellt. In jüngster Zeit erlangen sie auch im Westen zunehmende Anerkennung und Popularität, da sich immer mehr Menschen einer integrativen Sichtweise der Gesundheitsfürsorge zuwenden.

Traditionelle Medizin aus Asien

Asien gilt als ein Zentrum der traditionellen Medizin aus historischen, kulturellen und geografischen Gründen. Diese Region der Welt besitzt eine lange Geschichte und eine tief verwurzelte kulturelle Tradition, die sich über Jahrtausende entwickelt hat. Die traditionelle Medizin in Asien spiegelt diese reiche historische und kulturelle Erbschaft wider und ist tief in den alltäglichen Lebensweisen, religiösen Überzeugungen und philosophischen Vorstellungen verankert.

Ein wichtiger Grund für die zentrale Rolle Asiens in der traditionellen Medizin ist die lange, ununterbrochene Geschichte der medizinischen Praxis in der Region. Systeme wie die traditionelle chinesische Medizin und Ayurveda gehen auf Tausende von Jahren zurück. Diese Systeme konnten sich über lange Zeiträume entwickeln und verfeinern, ohne dass sie durch größere Unterbrechungen wie Kriege oder Kolonialisierung in ihrem Kern verändert wurden. In dieser Zeit wurden umfangreiche medizinische Texte und Behandlungsprotokolle verfasst, die bis heute Grundlage für die Praxis sind.

Die Vielfalt und der Reichtum der natürlichen Ressourcen in Asien spielen ebenfalls eine wichtige Rolle. Der Kontinent verfügt über eine enorme biologische Vielfalt, was zu einem umfangreichen Arsenal an medizinischen

Kräutern und Pflanzen geführt hat. Diese natürlichen Ressourcen bildeten die Grundlage für die Entwicklung komplexer Systeme der Kräutermedizin, die ein zentraler Bestandteil vieler traditioneller medizinischer Praktiken in Asien sind.

Darüber hinaus sind die philosophischen und spirituellen Traditionen Asiens, wie der Taoismus, Buddhismus und Hinduismus, eng mit den Konzepten der traditionellen Medizin verbunden. Diese Religionen und Philosophien betonen die Harmonie zwischen Mensch und Natur sowie die Bedeutung von Gleichgewicht und Ganzheitlichkeit. Diese Ansichten haben die Entwicklung und die Prinzipien der traditionellen Medizinsysteme maßgeblich beeinflusst.

Schließlich hat auch die soziale und kulturelle Akzeptanz einen bedeutenden Einfluss. In vielen asiatischen Ländern ist die traditionelle Medizin tief in das Gesundheitssystem integriert und wird häufig als ergänzende oder alternative Behandlung zu westlichen medizinischen Praktiken genutzt. Diese Integration hat zur Erhaltung und Förderung traditioneller medizinischer Kenntnisse beigetragen.

All diese Faktoren – die lange Geschichte, die reichhaltigen natürlichen Ressourcen, die philosophischen Grundlagen und die gesellschaftliche Akzeptanz – tragen dazu bei, dass Asien ein bedeutendes Zentrum der traditionellen Medizin ist und bleibt.

Die traditionelle Medizin in Asien umfasst eine Vielzahl von Praktiken, Philosophien und therapeutischen Ansätzen, die über Jahrtausende entwickelt wurden. Diese Systeme basieren auf einem tiefen Verständnis des Gleichgewichts zwischen Körper, Geist und Umwelt und verwenden oft natürliche Produkte und ganzheitliche Methoden zur Behandlung und Prävention von Krankheiten. Zu den bekanntesten traditionellen Medizinsystemen Asiens gehören die traditionelle Chinesische Medizin (TCM), Ayurveda und die traditionelle koreanische Medizin.

Die traditionelle Chinesische Medizin, die ihre Wurzeln in der alten chinesischen Philosophie hat, betrachtet Gesundheit als einen Zustand des Gleichgewichts im Körper, insbesondere im Fluss der Lebensenergie, bekannt als Qi. TCM-Praktiken umfassen Akupunktur, Kräutermedizin, Tuina (eine Form der manuellen Therapie), Qigong (eine Praxis, die Bewegung und Atmung kombiniert) und Ernährungstherapie. Diagnose in der TCM basiert häufig auf der Beurteilung des Pulses, der Zungenbeschaffenheit und anderen körperlichen Zeichen, um Ungleichgewichte im Körper zu erkennen.

Ayurveda, das traditionelle Medizinsystem Indiens, basiert auf der Vorstellung von drei grundlegenden Energietypen oder Doshas: Vata, Pitta und Kapha. Die Gesundheit wird als ein Zustand der Harmonie zwischen diesen Doshas, dem Körper, dem Geist und der Umwelt angesehen. Ayurvedische Behandlungen umfassen pflanzliche Medizin, Ernährungsumstellungen,

Massagen, Meditation und Yoga. Ayurveda legt großen Wert auf die Prävention von Krankheiten und die Förderung der Langlebigkeit durch einen ganzheitlichen Ansatz.

Die traditionelle koreanische Medizin teilt viele Konzepte mit der TCM, hat aber auch eigene einzigartige Praktiken und Theorien. Sie umfasst Akupunktur, Moxibustion (eine Therapie, die betroffene Körperstellen mit erhitzten Kräutern behandelt), koreanische Kräutermedizin und spezielle manuelle Therapien.

Trotz ihrer Popularität und ihrer tiefen historischen Wurzeln stehen diese traditionellen medizinischen Systeme in der modernen medizinischen Welt oft vor Herausforderungen. Während viele Menschen von ihren Behandlungen profitieren, gibt es Bedenken hinsichtlich der Standardisierung, wissenschaftlichen Validierung und Sicherheit einiger Praktiken. Forschungen in diesen Bereichen gewinnen zunehmend an Bedeutung, da das Interesse an alternativen und ergänzenden Therapieformen wächst. Die Integration traditioneller Methoden in das moderne Gesundheitssystem erfordert eine sorgfältige Bewertung und Anpassung, um sowohl die Wirksamkeit als auch die Sicherheit für die Patienten zu gewährleisten.

In der traditionellen Chinesischen Medizin ist das Konzept der Fünf Elemente – Holz, Feuer, Erde, Metall und Wasser – von zentraler Bedeutung. Diese Elemente werden gedacht, um verschiedenen Organen, Emotionen und physiologischen Prozessen zugeordnet zu sein. Die

Behandlung zielt darauf ab, Ungleichgewichte zwischen diesen Elementen auszugleichen. Die TCM umfasst auch einzigartige Diagnosemethoden, wie die Zungendiagnose und die Pulsdiagnose, bei denen Aussehen der Zunge und Qualität des Pulses analysiert werden, um Einblicke in den Zustand des Patienten zu erhalten.

Ayurveda betont nicht nur die physische, sondern auch die geistige und spirituelle Gesundheit. Es betrachtet den Menschen als Teil eines größeren Universums und betont die Notwendigkeit, im Einklang mit der natürlichen Welt zu leben. Diätetik spielt eine wichtige Rolle im Ayurveda, wobei Lebensmittel und Kräuter je nach den individuellen Doshas und den aktuellen Ungleichgewichten ausgewählt werden.

Die traditionelle koreanische Medizin teilt zwar viele Praktiken mit der TCM, hat aber auch spezifische Behandlungsformen entwickelt, wie z.B. die Saam-Akupunktur, eine Technik, die sich auf die fünf Elemente konzentriert und spezielle Akupunkturpunkte verwendet.

In jüngerer Zeit gibt es eine wachsende Akzeptanz und Integration dieser traditionellen Medizinsysteme in den Westen, oft als Teil einer integrativen Medizin, die traditionelle und moderne Praktiken kombiniert. Diese Entwicklung wird von einer steigenden Zahl klinischer Studien begleitet, die darauf abzielen, die Wirksamkeit und Sicherheit dieser traditionellen Ansätze zu validieren.

Traditionelle Medizin aus Afrika

Die traditionelle Medizin in Afrika ist ein wesentlicher Bestandteil der Kultur und des Gesundheitswesens auf dem Kontinent. Sie umfasst eine breite Palette an Praktiken, Heilmitteln und spirituellen Riten, die tief in der Geschichte und Tradition der verschiedenen Völker verwurzelt sind. Die Vielfalt der afrikanischen traditionellen Medizin spiegelt die kulturelle und biologische Vielfalt des Kontinents wider.

In vielen afrikanischen Gemeinschaften wird die Gesundheit als ein Zustand des Gleichgewichts verstanden, der sowohl körperliche als auch spirituelle Aspekte umfasst. Krankheiten werden oft als Ergebnis eines Ungleichgewichts oder einer Disharmonie betrachtet, die durch natürliche, soziale und spirituelle Faktoren verursacht werden kann. Die Behandlung umfasst daher nicht nur physische Heilmittel, sondern bezieht auch spirituelle Heilung, Rituale und Gebete mit ein.

Heiler, oft als traditionelle Heiler, Schamanen oder Medizinmänner und -frauen bekannt, spielen eine zentrale Rolle in der afrikanischen traditionellen Medizin. Sie sind nicht nur Experten für die Verwendung von Heilpflanzen und anderen natürlichen Heilmitteln, sondern fungieren auch als spirituelle Führer und Berater. Ihr Wissen wird normalerweise durch mündliche Überlieferung und praktische Ausbildung weitergegeben.

Die Heilpflanzenkunde ist ein wichtiger Bestandteil der traditionellen afrikanischen Medizin. Afrika, mit seiner reichen biologischen Vielfalt und einer langen Tradition an indigenem Wissen, bietet einen enormen Reichtum an Heilpflanzen, die seit Jahrhunderten in der lokalen Medizin verwendet werden.

Die traditionelle afrikanische Medizin basiert auf dem Wissen und den Erfahrungen, die über Generationen hinweg gesammelt und weitergegeben wurden. In vielen afrikanischen Kulturen sind Heiler oder traditionelle Mediziner die Hüter dieses Wissens. Sie nutzen eine Vielzahl von Pflanzen und Kräutern zur Behandlung einer breiten Palette von Krankheiten, von Infektionskrankheiten bis hin zu chronischen Zuständen.

Diese Praktiken beruhen nicht nur auf empirischem Wissen über die heilenden Eigenschaften bestimmter Pflanzen, sondern sind oft auch tief in den spirituellen und kulturellen Überzeugungen der Gemeinschaften verwurzelt. Viele traditionelle afrikanische Mediziner betrachten Krankheit als ein Ungleichgewicht, das nicht nur den Körper betrifft, sondern auch den Geist und die soziale Umgebung des Individuums. Die Behandlung zielt daher oft darauf ab, ein ganzheitliches Gleichgewicht wiederherzustellen.

Einige der häufig in der traditionellen afrikanischen Medizin verwendeten Pflanzen haben inzwischen auch internationale Aufmerksamkeit erregt. Zum Beispiel wird der Rooibos (Aspalathus linearis), der ursprünglich aus Südafrika stammt, weltweit für seine antioxidativen Eigenschaften geschätzt. Ebenso wird die Pflanze Artemisia annua, die in der traditionellen chinesischen Medizin verwendet wird, in Teilen Afrikas für die Behandlung von Malaria eingesetzt, nachdem ihre Wirksamkeit gegen Malaria-Erreger entdeckt wurde.

Der Kontinent verfügt über eine reiche Flora, und viele Pflanzen werden aufgrund ihrer medizinischen Eigenschaften geschätzt. Diese Pflanzen werden zur Behandlung einer Vielzahl von Krankheiten eingesetzt, von einfachen Beschwerden bis hin zu komplexen Krankheiten. In einigen Fällen haben wissenschaftliche Untersuchungen die Wirksamkeit dieser traditionellen Heilmittel bestätigt.

Hier sind einige Beispiele:

Aloe Vera: Bekannt für ihre beruhigenden, heilenden und feuchtigkeitsspendenden Eigenschaften, wird Aloe Vera in vielen afrikanischen Kulturen zur Behandlung von Hautproblemen wie Verbrennungen, Wunden und Hautausschlägen verwendet.

Rooibos (Aspalathus linearis): Ursprünglich aus Südafrika, ist Rooibos für seine antioxidativen Eigenschaften bekannt. Er wird oft als Kräutertee konsumiert und hat entzündungshemmende sowie potenziell krebsvorbeugende Wirkungen.

Devil's Claw (Harpagophytum procumbens): Verwendet in der traditionellen Medizin zur Linderung von Schmerzen, insbesondere bei Gelenkerkrankungen wie Arthritis, sowie zur Behandlung von Verdauungsproblemen.

Baobab (Adansonia): Der Baobab-Baum, oft als "Baum des Lebens" bezeichnet, liefert Früchte, die reich an Vitamin C, Kalzium, Eisen und Ballaststoffen sind. Die Früchte und Blätter des Baobab werden traditionell zur Behandlung von Asthma, Durchfall, Fieber und anderen Krankheiten verwendet.

Afrikanische Wermut (Artemisia afra): In der traditionellen Medizin wird diese Pflanze zur Behandlung von Husten, Erkältungen und Grippe eingesetzt. Ihre Verwandte, Artemisia annua, wird zur Malariabehandlung verwendet.

Umckaloabo (Pelargonium sidoides): Diese südafrikanische Pflanze wird häufig zur Behandlung von Atemwegsinfektionen und Bronchitis eingesetzt. Studien deuten darauf hin, dass sie antivirale und antibakterielle Eigenschaften hat.

Afrikanische Ringelblume (Calendula officinalis): Traditionell verwendet für ihre heilenden Eigenschaften bei Hautproblemen, Wunden und Entzündungen.

Kolanuss (Cola nitida und Cola acuminata): In Westafrika häufig verwendet, ist sie bekannt für ihre anregenden Eigenschaften aufgrund ihres Koffeingehalts und wird traditionell zur Steigerung der Energie und zur Behandlung von Kopfschmerzen eingesetzt.

Morinda lucida: In Westafrika zur Behandlung von Malaria und Fieber verwendet.

Yohimbe (Pausinystalia yohimbe): Die Rinde dieses Baumes, die in Zentral- und Westafrika vorkommt, wird traditionell zur Behandlung von sexuellen Funktionsstörungen verwendet und ist für ihre aphrodisierenden Eigenschaften bekannt.

Moringa Oleifera: Auch bekannt als der "Wunderbaum", wird in vielen Teilen Afrikas verwendet. Die Blätter, Samen und Wurzeln des Moringa-Baumes sind reich an Vitaminen, Mineralien und Antioxidantien. Sie werden zur Stärkung des Immunsystems, zur Behandlung von Anämie, Arthritis und als allgemeines Stärkungsmittel verwendet.

Afrikanische Geranie (Pelargonium sidoides): Häufig eingesetzt zur Behandlung von Atemwegserkrankungen, Bronchitis und Tonsillitis. Es wird auch angenommen, dass sie antivirale und antibakterielle Eigenschaften besitzt.

Hoodia Gordonii: Eine Kaktusart, die traditionell von den San-Buschmännern der Kalahari-Wüste als Appetitzügler und Durstlöscher verwendet wird. Hoodia wird heute oft in Diätprodukten eingesetzt.

Senna Alexandrina: Bekannt für ihre abführende Wirkung und wird traditionell zur Behandlung von Verstopfung eingesetzt.

Afrikanische Teufelskralle (Harpagophytum procumbens): Verwendet zur Linderung von Schmerzen und Entzündungen, insbesondere bei Gelenkerkrankungen wie Arthritis.

Warburgia Ugandensis: Häufig eingesetzt zur Behandlung von Malaria, Asthma, und als antimikrobielles Mittel.

Afrikanische Schlafkrankheitspflanze (Craibia zimmermannii): Wird traditionell zur Behandlung von Schlafkrankheit eingesetzt.

Bittermelone (Momordica charantia): Bekannt für ihre antidiabetischen Eigenschaften und wird zur Senkung des Blutzuckerspiegels verwendet.

Jatropha Curcas: Wird traditionell zur Behandlung von Magen-Darm-Erkrankungen und zur Wundheilung verwendet.

Neem (Azadirachta indica): Obwohl ursprünglich aus Indien, ist Neem in vielen Teilen Afrikas verbreitet und wird für seine antiseptischen, antiviralen und antimykotischen Eigenschaften geschätzt.

Neben pflanzlichen Heilmitteln werden in der traditionellen afrikanischen Medizin auch andere Materialien wie Tierprodukte, Mineralien und symbolische Objekte für Heilzwecke verwendet. Die Auswahl und Zubereitung dieser Mittel basierten oft auf komplexem Wissen und kulturellen Überzeugungen.

Die traditionelle afrikanische Medizin ist nicht nur auf pflanzliche Heilmittel beschränkt, sondern umfasst auch eine Vielzahl anderer Materialien wie Tierprodukte, Mineralien und symbolische Objekte, die für Heilzwecke eingesetzt werden. Diese Praktiken sind tief in den kulturellen Überzeugungen und Traditionen der verschiedenen Gemeinschaften verwurzelt und reflektieren ein ganzheitliches Verständnis von Gesundheit und Krankheit.

In vielen afrikanischen Kulturen werden Teile von Tieren wie Knochen, Organe, Fett und Blut als Medizin verwendet. Diese Materialien werden oft für spezifische Zwecke eingesetzt, wie beispielsweise zur Stärkung, zur Behandlung von Entzündungen oder zur Linderung von Schmerzen. In einigen Traditionen wird angenommen, dass bestimmte Tiere über besondere Kräfte oder Eigenschaften verfügen, die bei der Behandlung von Krankheiten hilfreich sein können.

Verschiedene Mineralien und Erden werden ebenfalls in der traditionellen Medizin verwendet. Sie werden oft in Pulverform zu Heilmitteln verarbeitet oder in anderer Weise in der Behandlung eingesetzt. Diese Mineralien werden teilweise aufgrund ihrer vermeintlichen physischen Eigenschaften, teilweise aber auch wegen ihrer symbolischen Bedeutung verwendet.

Die Verwendung von symbolischen Objekten, Ritualen und Zeremonien spielt in vielen afrikanischen Heiltraditionen eine wichtige Rolle. Dies kann die Verwendung spezieller Amulette, Talismane oder anderer Gegenstände umfassen, die Schutz oder Heilung bieten sollen. Rituale und Zeremonien, oft durchgeführt von traditionellen Heilern oder Schamanen, können Bestandteil der Heilungsprozesse sein und zielen darauf ab, sowohl den Geist als auch den Körper zu behandeln.

Die Auswahl und Zubereitung dieser Mittel basierten oft auf einem komplexen Wissen, das tief in der Geschichte, den Überlieferungen und den kulturellen Praktiken der Gemeinschaften verwurzelt ist. Diese Praktiken sind nicht nur auf die Behandlung physischer Symptome ausgerichtet, sondern berücksichtigen auch spirituelle, psychische und soziale Aspekte des Wohlbefindens.

Es ist wichtig zu beachten, dass diese traditionellen Praktiken und Überzeugungen in verschiedenen Regionen und Gemeinschaften variieren und dass sie oft parallel zu modernen medizinischen Praktiken existieren. Während einige dieser traditionellen Methoden durch wissenschaftliche Forschung unterstützt werden können, bleiben andere ohne wissenschaftliche Grundlage. Daher sollten solche Behandlungen mit Vorsicht und unter Berücksichtigung sowohl der traditionellen als auch der modernen medizinischen Perspektiven betrachtet werden.

Trotz der zunehmenden Globalisierung und der Verbreitung der westlichen Medizin bleibt die traditionelle Medizin in vielen afrikanischen Ländern ein wesentlicher Bestandteil der Gesundheitsversorgung. Sie ist nicht nur aus praktischen Gründen wichtig, da sie oft die einzige verfügbare oder erschwingliche Behandlungsform ist, sondern sie hat auch eine tiefe kulturelle und spirituelle Bedeutung für die Menschen. Die Bewahrung und Förderung dieses traditionellen Wissens ist daher nicht nur für die Gesundheitsversorgung, sondern auch für die kulturelle Identität und das Erbe Afrikas von Bedeutung.

Traditionelle Medizin aus Europa

Die Volksheilkunde in Europa hat ebenfalls eine reiche und vielschichtige Geschichte, die tief in den lokalen Traditionen und der Beziehung der Menschen zu ihrer natürlichen Umgebung verwurzelt ist. In Europa variiert die Volksheilkunde regional stark, reflektiert jedoch allgemein ein tiefes Wissen über die Heilkraft von Pflanzen, Mineralien und anderen natürlichen Ressourcen, kombiniert mit Praktiken, die aus lokalen Überlieferungen und Glaubenssystemen stammen.

In vielen Teilen Europas war die Volksheilkunde eng mit dem Jahreskreis und den damit verbundenen Festen verknüpft. Zum Beispiel wurden bestimmte Kräuter zu speziellen Zeiten wie der Sommersonnenwende gesammelt, da man glaubte, dass sie dann besonders wirksam seien. Die Kenntnisse über Heilpflanzen und ihre Anwendung wurden oft mündlich von einer Generation zur nächsten weitergegeben, wobei Frauen, insbesondere Hebammen und sogenannte "weise Frauen", oft Trägerinnen dieses Wissens waren.

In Europa hat die Kräuterheilkunde seit jeher eine zentrale Rolle in der traditionellen Medizin gespielt. Kräuter wie Kamille, Pfefferminze, Lavendel und Johanniskraut sind nicht nur für ihre medizinischen Zwecke bekannt, sondern wurden auch in verschiedenen kulturellen und spirituellen Kontexten verwendet. Diese tief verwurzelte Praxis reflektiert das umfangreiche Wissen über die heilenden Eigenschaften von Pflanzen und deren Einsatz in der Gesundheitspflege.

Kamille beispielsweise wird wegen ihrer beruhigenden und entzündungshemmenden Eigenschaften geschätzt und bei verschiedenen Beschwerden wie Magen-Darm-Problemen oder zur Entspannung bei Stress und Schlafstörungen eingesetzt. Pfefferminze findet häufig Verwendung bei Verdauungsproblemen und Kopfschmerzen, während Lavendel für seine beruhigenden Effekte bekannt ist und oft zur Linderung von Angstzuständen verwendet wird. Johanniskraut wird vor allem zur Behandlung von leichten bis mittelschweren Depressionen genutzt.

Neben ihren medizinischen Eigenschaften spielten diese Kräuter auch eine wichtige Rolle in verschiedenen Ritualen und wurden als Schutzzauber eingesetzt. Lavendel etwa wurde nicht nur wegen seines Duftes und seiner beruhigenden Wirkung geschätzt, sondern auch in Häusern aufgehängt, um böse Geister abzuwehren. Kräuter wie Beifuß wurden bei rituellen Reinigungen und in Schutzamuletten verwendet.

Das überlieferte Wissen über die Zubereitung und Dosierung dieser Kräuter war für ihre Wirksamkeit entscheidend. Dieses Wissen umfasste, welche Pflanzenteile zu verwenden sind, wie diese gesammelt, getrocknet und gelagert werden sollten, sowie die richtige Dosierung und Kombination verschiedener Kräuter. Dieses Wissen wurde oft mündlich von Generation zu

Generation weitergegeben und ist teilweise in alten Kräuterbüchern dokumentiert.

Heutzutage finden viele traditionelle Heilkräuter auch in der modernen Medizin Anwendung. Die Wirkstoffe einiger Pflanzen wurden isoliert und dienen als Grundlage für pharmazeutische Präparate. Diese Integration ist ein faszinierender Prozess, der zeigt, wie altes Wissen und moderne Wissenschaft zusammenwirken können.

Ein klassisches Beispiel hierfür ist die Weidenrinde, die Salicylsäure enthält. Diese wurde als Grundlage für die Entwicklung von Aspirin, einem der am häufigsten verwendeten Schmerzmittel, genutzt.

Ein weiteres Beispiel ist das aus dem Mutterkornpilz gewonnene Ergotamin, das in der Medizin zur Behandlung von Migräne und anderen Kopfschmerzen verwendet wird. Auch das bekannte Krebsmedikament Paclitaxel, das ursprünglich aus der Rinde der Pazifischen Eibe gewonnen wurde, zeigt, wie traditionelle Heilpflanzen die Entwicklung moderner Medikamente beeinflussen können.

Diese Entwicklung von Medikamenten aus traditionellen Heilkräutern ist jedoch ein aufwändiger Prozess. Er erfordert umfangreiche Forschung und klinische Tests, um die Sicherheit und Wirksamkeit der Wirkstoffe zu gewährleisten. Zudem müssen Wissenschaftler und Mediziner die richtige Dosierung und mögliche Wechselwirkungen mit anderen Medikamenten berücksichtigen.

Die Herausforderung liegt auch darin, die Balance zwischen dem Bewahren traditioneller Heilmethoden und der Anwendung strenger wissenschaftlicher Standards zu finden. Während die moderne Medizin viele Prinzipien der traditionellen Heilkräuter übernimmt, ist sie darauf bedacht, diese innerhalb eines evidenzbasierten Rahmens zu nutzen. Dies bedeutet, dass alle medizinischen Interventionen, einschließlich der aus Heilkräutern gewonnenen Medikamente, durch wissenschaftliche Forschung und klinische Studien unterstützt werden müssen.

Die Kräuterheilkunde in Europa ist somit ein lebendiges Beispiel dafür, wie traditionelles Wissen und moderne Wissenschaft zusammenwirken können, um die Gesundheitsversorgung zu bereichern. Sie zeigt die Wichtigkeit des Bewahrens von traditionellem Wissen und die Notwendigkeit, dieses Wissen mit wissenschaftlichen Methoden zu prüfen und zu ergänzen.

Die Volksheilkunde in Europa war aber auch traditionell geprägt von Aberglauben und magischen Praktiken. Heilrituale, Segnungen und Beschwörungen waren oft Teil des Heilprozesses. Dies spiegelte die damalige Auffassung wider, dass Gesundheit und Krankheit nicht nur physische, sondern auch spirituelle und übernatürliche Ursachen haben konnten. Dieses Verständnis von Gesundheit und Krankheit als ein Zusammenspiel physischer, spiritueller und übernatürlicher Faktoren war in vielen Kulturen und Epochen verbreitet.

Heilrituale und Beschwörungen: In vielen europäischen Traditionen waren Rituale und Beschwörungen ein integraler Bestandteil des Heilprozesses. Diese Praktiken basierten oft auf dem Glauben, dass Krankheiten durch böse Geister, den bösen Blick oder andere übernatürliche Kräfte verursacht werden könnten. Heilrituale, darunter das Rezitieren von Gebeten, Segnungen oder speziellen Beschwörungsformeln, sollten diese negativen Einflüsse abwehren oder heilen.

Kräuterheilkunde und Amulette: Neben Ritualen und Gebeten spielten auch natürliche Heilmittel wie Kräuter eine wichtige Rolle. Diese wurden häufig in Kombination mit bestimmten Ritualen oder zu bestimmten Zeiten (z.b. bei Vollmond) gesammelt, um ihre Wirksamkeit zu maximieren. Amulette oder Talismane, die mit bestimmten Symbolen versehen waren, wurden getragen oder in Häusern aufbewahrt, um Schutz und Heilung zu fördern.

Weise Frauen und Heiler: Oft waren es lokale Heiler, Kräuterfrauen oder sogenannte "weise Frauen" (in einigen Regionen auch als Hexen bezeichnet), die diese Heilpraktiken durchführten. Sie verfügten über umfassendes Wissen über lokale Heilpflanzen und überlieferter Heilpraktiken und waren oft die primären Gesundheitsberater in ländlichen Gemeinschaften.

Die Rolle der Kirche und des Christentums: Die christliche Kirche spielte ebenfalls eine wichtige Rolle in der mittelalterlichen und frühneuzeitlichen Heilkunde in Europa. Viele Heilpraktiken waren mit religiösen

Ritualen und dem Glauben an die heilenden Kräfte der Heiligen verknüpft. Wallfahrten zu heiligen Stätten, das Anrufen von Schutzheiligen bei bestimmten Krankheiten und der Gebrauch geweihter Objekte waren Teil der Heiltraditionen.

Übergang zur wissenschaftlichen Medizin: Mit dem Aufkommen der Renaissance und später der Aufklärung begann sich das Verständnis von Krankheit und Gesundheit zu wandeln. Der Einfluss der Religion und des Aberglaubens auf die Medizin nahm allmählich ab, während empirische Beobachtung und wissenschaftliche Forschung an Bedeutung gewannen.

Diese historischen Praktiken der Volksheilkunde spiegeln ein facettenreiches Verständnis von Gesundheit und Krankheit wider, das weit über die rein physischen Aspekte hinausging. Sie zeigen, wie in der Vergangenheit das Fehlen moderner medizinischer Kenntnisse durch ein komplexes System von Überzeugungen und Praktiken ausgeglichen wurde, das sowohl körperliche als auch spirituelle Dimensionen des menschlichen Lebens berücksichtigte. Obwohl viele dieser Praktiken heute als überholt oder abergläubisch betrachtet werden, bilden sie einen wichtigen Teil des kulturellen Erbes und tragen zum Verständnis der Entwicklung der Medizin und der gesellschaftlichen Ansichten über Gesundheit und Krankheit bei.

Mit dem Aufkommen der modernen Medizin im 19. und 20. Jahrhundert begann die traditionelle Volksheilkunde an Bedeutung zu verlieren, blieb aber in vielen ländlichen Gebieten lebendig. In jüngerer Zeit erlebt die Volksheilkunde in Europa eine Art Renaissance, da ein wachsendes Interesse an natürlichen und ganzheitlichen Heilmethoden besteht. Dies hat zu einer Wiederentdeckung und Neubewertung traditioneller Heilpflanzen und Praktiken geführt.

Heute wird die europäische Volksheilkunde sowohl als Teil des kulturellen Erbes als auch als wertvolle Ressource für alternative und ergänzende Heilmethoden angesehen. In vielen Ländern gibt es Bestrebungen, dieses traditionelle Wissen zu dokumentieren und für zukünftige Generationen zu bewahren. Gleichzeitig wird die Wirksamkeit vieler traditioneller Heilpflanzen und -methoden wissenschaftlich erforscht, um sie möglicherweise in die moderne medizinische Praxis zu integrieren.

Die Volksheilkunde in Europa bietet daher nicht nur Einblicke in die kulturelle Geschichte des Kontinents, sondern auch in die Art und Weise, wie Menschen über Jahrhunderte hinweg ihre Gesundheit verstanden und gepflegt haben. Sie steht für eine Verbindung zur Natur und eine ganzheitliche Sicht auf Gesundheit und Wohlbefinden, die auch heute noch Relevanz hat.

Indigene Heilmethoden in Amerika

Die indigenen Heilmethoden in Amerika haben sich über Tausende von Jahren entwickelt. Diese Heilmethoden sind in den tief verwurzelten Traditionen und Überzeugungen der verschiedenen indigenen Völker des

Kontinents verankert und spiegeln eine enge Verbindung zur Natur, zum Geistigen und zum Kosmos wider. Sie variieren stark zwischen den verschiedenen Kulturen und Regionen Amerikas, von den Inuit im hohen Norden bis hin zu den indigenen Völkern in Südamerika, und beinhalten ein breites Spektrum an Praktiken, Ritualen und Heilmitteln.

Ein wesentliches Element der indigenen Heilmethoden ist die Verwendung von Heilpflanzen und Naturstoffen. Indigene Heiler, oft als Schamanen, Medizinmänner oder -frauen bekannt, besitzen ein tiefes Wissen über die lokale Flora und Fauna und deren heilende Eigenschaften. Viele der verwendeten Pflanzen sind mittlerweile auch in der modernen Medizin für ihre Wirksamkeit anerkannt, wie beispielsweise die Weidenrinde, die eine natürliche Quelle für Salicylsäure, den Wirkstoff von Aspirin, darstellt.

Indigene Heiler, wie Schamanen oder Medizinmänner und -frauen, sind häufig die Hüter dieses Wissens. Sie kennen nicht nur die Eigenschaften und Anwendungen verschiedener Pflanzen und Naturstoffe, sondern verstehen auch die Bedeutung von rituellen und spirituellen Aspekten in der Heilung. Diese Heiler betrachten Gesundheit und Krankheit oft als Teil eines ganzheitlichen Systems, das sowohl körperliche als auch geistige und umweltbedingte Faktoren einschließt.

Die Weidenrinde ist ein herausragendes Beispiel dafür, wie traditionelles Wissen den Weg für wichtige Entdeckungen in der modernen Medizin geebnet hat. Die

Weidenrinde wurde seit Jahrhunderten von verschiedenen Kulturen aufgrund ihrer schmerzlindernden und entzündungshemmenden Eigenschaften verwendet. Die moderne Medizin hat diesen traditionellen Gebrauch durch die Isolierung von Salicylsäure, dem aktiven Bestandteil der Weidenrinde, bestätigt und weiterentwickelt. Diese Entdeckung führte zur Entwicklung von Aspirin, einem der bekanntesten und am weitesten verbreiteten Medikamente weltweit.

Diese Art von Wissenstransfer ist jedoch nur die Spitze des Eisbergs. Viele Pflanzen und Naturstoffe, die von indigenen Völkern verwendet werden, sind in der wissenschaftlichen Gemeinschaft noch weitgehend unerforscht. Dies birgt ein enormes Potenzial für zukünftige medizinische Entdeckungen und Innovationen. Allerdings erfordert die Erforschung dieser Ressourcen einen respektvollen Umgang mit indigenem Wissen und Kultur sowie eine faire und ethische Verteilung der daraus resultierenden Vorteile.

Die Herausforderung besteht darin, das traditionelle Wissen indigener Völker zu bewahren und zu respektieren, während man gleichzeitig die Möglichkeiten für seine Integration in die moderne medizinische Forschung und Praxis erkundet. Dies beinhaltet eine Zusammenarbeit, die auf gegenseitigem Respekt, Fairness und Anerkennung der Rechte indigener Gemeinschaften beruht. Es ist auch wichtig, das Bewusstsein für die Bedeutung des Erhalts der biologischen Vielfalt zu schärfen, da diese die Grundlage für das traditionelle Wissen über Heilpflanzen und Naturstoffe bildet.

Die Heilpraktiken umfassen nicht nur physische Aspekte der Heilung, sondern auch spirituelle und psychische Elemente. Rituale, Gebete, Gesänge und Tänze sind oft integraler Bestandteil der Heilung, basierend auf dem Glauben, dass Krankheit nicht nur den Körper, sondern auch Geist und Seele betrifft. Viele indigene Heilmethoden zielen darauf ab, ein Gleichgewicht zwischen diesen Aspekten wiederherzustellen.

Ein weiterer zentraler Aspekt ist die enge Verbindung zur Gemeinschaft und zur Umwelt. Heilung wird oft als ein Prozess verstanden, der nicht nur den Einzelnen, sondern die gesamte Gemeinschaft und ihre Beziehung zur natürlichen Welt umfasst. Dieser ganzheitliche Ansatz spiegelt die tiefen philosophischen und spirituellen Überzeugungen wider, die in den indigenen Kulturen Amerikas verankert sind.

Die Rolle des Heilers ist in diesen Kulturen besonders wichtig. Indigene Heiler sind oft hoch angesehene Mitglieder ihrer Gemeinschaften, die nicht nur medizinische, sondern auch spirituelle Führer sind. Ihr Wissen wird meist durch lange Lehrjahre und oftmals durch spirituelle Erfahrungen oder Visionen erworben.

Die traditionellen Heilmethoden der Inuit, die in den eisigen und herausfordernden Umgebungen der Arktis leben, sind tief in ihrer Kultur und Lebensweise verwurzelt. In einer Region, in der der Zugang zu Pflanzen limitiert ist und das Klima extrem ist, haben die Inuit einzigartige Methoden zur Bewältigung von Gesundheitsproblemen entwickelt, die stark von der Nutzung der verfügbaren Ressourcen abhängen. Ihre Medizin basiert hauptsächlich auf der Verwendung von Teilen der Tiere, die sie jagen – wie Fett, Fleisch, Knochen und Innereien. Beispielsweise wird Robbenöl wegen seiner reichhaltigen Vitamine häufig für Hautbehandlungen und zur Stärkung des Immunsystems eingesetzt.

Neben der Nutzung von Tierprodukten haben die Inuit auch spezielle manuelle Therapietechniken entwickelt. Diese umfassen Massagen und andere physische Behandlungsmethoden, die oft mit Wärmebehandlungen kombiniert werden, wie das Auflegen von warmen Steinen, um Muskelschmerzen und andere Beschwerden zu lindern. Diese physischen Techniken werden ergänzt durch ein tiefes Wissen über die Auswirkungen ihrer Ernährung auf die Gesundheit. Die traditionelle Diät der Inuit, reich an Proteinen und Fetten, ist ein wesentlicher Bestandteil ihres Gesundheitssystems.

Ein weiterer wichtiger Aspekt der Inuit-Medizin ist die Einbindung spiritueller und psychologischer Elemente. Spirituelle Heiler, bekannt als Angakoks, spielen eine zentrale Rolle in der Gemeinschaft und werden wegen ihrer Fähigkeiten in den Bereichen Spiritualität, Psychologie und Medizin hochgeschätzt. Ihre Praktiken umfassen Rituale und Zeremonien, die darauf abzielen, das seelische und geistige Wohlbefinden zu fördern und zu erhalten.

Im Laufe der Zeit haben sich die Inuit an moderne Veränderungen angepasst, indem sie traditionelle Praktiken mit moderner Medizin verbinden. Diese Verschmelzung alter Traditionen mit neuen Methoden zeigt die Flexibilität und Widerstandsfähigkeit der Inuit-Kultur. Die Medizin der Inuit ist somit ein Zeugnis dafür, wie indigene Völker ihre Umgebung nutzen und interpretieren, um Gesundheitspraktiken zu entwickeln, die sowohl den Körper als auch den Geist betreffen und dabei eng mit ihrer Umwelt verbunden sind. Dieses tiefe und ganzheitliche Verständnis von Gesundheit macht die traditionelle Medizin der Inuit zu einem integralen und faszinierenden Teil des weltweiten medizinischen Erbes.

Die traditionelle Heilkunde in Südamerika ist andererseits ein reiches und vielfältiges Feld, das tief in den verschiedenen Kulturen des Kontinents verwurzelt ist. In Südamerika, einem Landstrich mit einer großen biologischen Vielfalt und einer langen Geschichte indigener Völker, haben sich über Jahrhunderte hinweg einzigartige medizinische Traditionen entwickelt, die sowohl physische als auch spirituelle Aspekte des Heilens umfassen.

Die Praktiken und Überzeugungen in der traditionellen südamerikanischen Medizin sind geprägt durch die enge Verbindung der Menschen zur Natur und ihrer Umwelt. Viele Heiltraditionen sind tief mit spirituellen Überzeugungen verflochten, wobei Schamanen oder Heiler oft eine zentrale Rolle spielen. Diese Heiler sind nicht nur für ihre Kenntnisse der medizinischen

Eigenschaften von Pflanzen und anderen Naturstoffen bekannt, sondern auch für ihre Fähigkeiten, mit spirituellen Welten zu kommunizieren und zu interagieren, um Heilung und Gleichgewicht zu bewirken.

Die Nutzung der lokalen Flora für medizinische Zwecke ist ein zentraler Bestandteil dieser Traditionen. Südamerika ist Heimat einer enormen Vielfalt an Pflanzenarten, von denen viele einzigartige medizinische Eigenschaften besitzen. Beispielsweise wird die Rinde des Cinchona-Baumes, die Quelle für Chinin, seit Jahrhunderten zur Behandlung von Malaria eingesetzt. Andere Pflanzen, wie Ayahuasca, eine halluzinogene Pflanze, werden in rituellen Kontexten verwendet, um spirituelle Erlebnisse zu ermöglichen oder psychische Leiden zu behandeln.

Zusätzlich zur Pflanzenheilkunde beinhaltet die traditionelle südamerikanische Medizin auch Praktiken wie Energieheilung, Reinigungsrituale und die Anwendung von Heilgesängen und Tänzen. Diese Praktiken sollen nicht nur den Körper heilen, sondern auch das seelische und spirituelle Wohlbefinden fördern.

Im Laufe der Zeit haben sich diese traditionellen Heilmethoden weiterentwickelt und an moderne Umstände angepasst. Viele südamerikanische Länder haben begonnen, Elemente der traditionellen Medizin in ihre Gesundheitssysteme zu integrieren, wobei sie oft neben der modernen westlichen Medizin praktiziert werden. Dieser integrative Ansatz spiegelt die Anerkennung des Wertes traditioneller Heilpraktiken wider und bietet einen ganzheitlicheren Ansatz zur Gesundheitsversorgung.

Die traditionelle südamerikanische Medizin bietet somit einen faszinierenden Einblick in die Art und Weise, wie indigene Völker ihre umfassenden Kenntnisse der Natur und der spirituellen Welt genutzt haben, um Gesundheitspraktiken zu entwickeln, die den Menschen in ihrer Ganzheit – Körper, Geist und Seele – ansprechen. Sie stellt einen unschätzbaren Teil des globalen medizinischen Erbes dar und bietet wertvolle Einsichten und Ansätze für die Gesundheitsfürsorge weltweit.

Die indianische Volksmedizin, die von den indigenen Völkern Nordamerikas praktiziert wird, ist ein facettenreiches System, das physische, spirituelle und psychologische Aspekte miteinander verbindet und auf einem tiefen Verständnis der Natur und ihrer Beziehung zum Menschen basiert. Diese traditionelle Medizin ist ein wesentlicher Bestandteil der kulturellen Identität und des Erbes der verschiedenen indianischen Stämme.

Eines der charakteristischen Merkmale der indianischen Medizin ist ihre ganzheitliche Sichtweise auf Gesundheit und Krankheit. Sie basiert auf dem Glauben, dass Gesundheit ein Zustand des Gleichgewichts ist, der sowohl durch physische als auch durch spirituelle Faktoren beeinflusst wird. Krankheit wird oft als Ergebnis eines Ungleichgewichts oder einer Störung dieser Harmonie angesehen. Heilung umfasst daher nicht nur die Behandlung von Symptomen, sondern auch die Wiederherstellung des Gleichgewichts im gesamten Körper und Geist des Individuums sowie die Harmonisierung mit seiner Umwelt und spirituellen Welt.

Heilpflanzen spielen eine zentrale Rolle in der indianischen Medizin. Die Kenntnis über die Eigenschaften und Anwendungen verschiedener Pflanzen wird von Generation zu Generation weitergegeben und bildet das Rückgrat der medizinischen Praxis. Diese Pflanzen werden nicht nur für ihre physischen Heilkräfte geschätzt, sondern auch für ihre spirituellen Eigenschaften. Sie werden in einer Vielzahl von Formen verwendet, darunter als Tees, Salben, Tinkturen und Rauch. Dabei geht es nicht nur um die Behandlung von Krankheiten, sondern auch um Prävention, Reinigung und Schutz.

Neben der Pflanzenheilkunde spielen Rituale und Zeremonien eine wesentliche Rolle in der indianischen Medizin. Diese spirituellen Praktiken, oft geleitet von Schamanen oder Medizinmännern und -frauen, beinhalten Gesänge, Tänze, Gebete und andere zeremonielle Handlungen. Sie zielen darauf ab, das geistige und emotionale Wohlbefinden zu verbessern, die Verbindung zur spirituellen Welt zu stärken und Heilung auf einer tieferen, oft als heilig betrachteten Ebene zu bewirken.

Ein weiterer Aspekt der indianischen Medizin ist die Bedeutung der Gemeinschaft und des sozialen Zusammenhalts. Heilung wird oft als kollektiver Prozess angesehen, an dem die Gemeinschaft teilnimmt. Dies kann die Unterstützung durch Familie und Freunde, kollektive Rituale oder die gemeinsame Nutzung von Heilwissen umfassen.

Die indianische Medizin hat sich im Laufe der Zeit angepasst und entwickelt, bleibt aber eng mit den traditionellen Werten und Praktiken verbunden. In der heutigen Zeit erlebt sie eine Renaissance, da ein wachsendes Bewusstsein für die Bedeutung von ganzheitlichen und naturnahen Heilmethoden besteht. Viele der Konzepte und Praktiken der indianischen Medizin finden Eingang in moderne ganzheitliche Gesundheitsansätze und tragen zu einem tieferen Verständnis der Verbindung zwischen Mensch, Natur und Geist bei. Sie repräsentiert eine reiche und vielfältige medizinische Tradition, die nicht nur historischen Wert hat, sondern auch in der modernen Gesundheitsversorgung relevant bleibt.

In der modernen Welt steht die indigene Heilkunst jedoch vor Herausforderungen. Die fortschreitende Erosion indigener Kulturen und Lebensräume, Veränderungen in der Umwelt und der Verlust von traditionellem Wissen bedrohen diese alten Heilmethoden. Gleichzeitig gibt es ein wachsendes Interesse an und eine zunehmende Wertschätzung für diese traditionellen Praktiken, nicht zuletzt aufgrund des zunehmenden Bewusstseins für die Grenzen der modernen Medizin und des Interesses an alternativen Heilmethoden.

Die indigenen Heilmethoden Amerikas sind somit ein lebendiges Zeugnis der kulturellen Vielfalt und des tiefen Wissens der indigenen Völker. Sie bieten einzigartige Einblicke in die Wechselbeziehungen zwischen Mensch, Natur und Kosmos und sind eine wichtige Quelle für das Verständnis alternativer Heilmethoden.

Ihre Erhaltung und Integration in moderne Heilpraktiken können nicht nur zur Gesundheitsversorgung beitragen, sondern auch zur Bewahrung des reichen kulturellen Erbes der indigenen Völker Amerikas.

Indigene Heilmethoden in Australien

Indigene Heilmethoden in Australien, oft als "Bush Medicine" bekannt, stammen von den Aborigines, den Ureinwohnern Australiens, deren Kultur zu den ältesten der Welt gehört. Diese Heilmethoden sind tief in der komplexen Beziehung der Aborigines zu dem Land, ihrer Spiritualität und ihren alten Überlieferungen verwurzelt.

Die Heilpraktiken der lange isoliert lebenden Aborigines sind eng mit ihrem Verständnis von Land und Natur verbunden. Sie betrachten die Erde und ihre Elemente nicht nur als Quelle des Lebens, sondern auch als zentralen Bestandteil ihres geistigen und kulturellen Erbes. Diese enge Verbindung zum Land spiegelt sich in ihrem umfassenden Wissen über die heilenden Eigenschaften der australischen Flora und Fauna wider.

Heilpflanzen spielen in der traditionellen Medizin der Aborigines eine entscheidende Rolle. Sie verwenden eine Vielzahl von Pflanzen für medizinische Zwecke – von Blättern und Rinden bis hin zu Früchten und Samen. Diese Pflanzen werden oft in verschiedenen Formen angewendet, sei es als Extrakte, Salben, Aufgüsse oder Dämpfe. Einige bekannte Beispiele sind die Verwendung von Eukalyptusblättern zur Behandlung von Erkältungen und Atemwegserkrankungen oder die Nutzung bestimmter Baumrinden für ihre antiseptischen Eigenschaften.

Neben den Heilpflanzen legen die Aborigines großen Wert auf die spirituellen und rituellen Aspekte der Heilung. Heiler, oft als "Ngangkari" bekannt, werden in der Gemeinschaft hochgeschätzt und sind bekannt für ihre Fähigkeit, mit geistigen Wesen zu kommunizieren und dadurch Krankheiten und Leiden zu behandeln. Diese Heiler nutzen eine Kombination aus physischen Techniken, wie Massage und Druckpunkten, und spirituellen Methoden, wie das Singen traditioneller Lieder und das Durchführen von Ritualen, um das Wohlbefinden zu fördern und Krankheiten zu heilen.

Die Ngangkari spielen auch eine wichtige Rolle bei der Aufrechterhaltung des emotionalen und sozialen Gleichgewichts in ihrer Gemeinschaft. Sie sind nicht nur Heiler im physischen Sinne, sondern auch Bewahrer des kulturellen Wissens und spirituellen Führer. Ihre Praktiken werden in der Regel mündlich weitergegeben und sind tief in der Geschichte und den Traditionen ihrer jeweiligen Gemeinschaften verankert.

In den letzten Jahren hat das Interesse an den traditionellen Heilmethoden der Aborigines zugenommen. Viele moderne Mediziner und Forscher erkennen den Wert dieses alten Wissens an und suchen nach Wegen, es in die zeitgenössische Gesundheitsversorgung zu integrieren. Es gibt zunehmend Initiativen, die darauf abzielen, das Wissen der Aborigines zu dokumentieren und zu bewahren, sowie Programme, die traditionelle und moderne Heilmethoden kombinieren.

Indigene Heilmethoden in Australien bieten somit nicht nur faszinierende Einblicke in eine der ältesten Kulturen der Welt, sondern repräsentieren auch eine ganzheitliche Sichtweise auf Gesundheit und Wohlbefinden, die physische, emotionale, spirituelle und gemeinschaftliche Aspekte miteinander verbindet. Sie sind ein wichtiger Bestandteil des kulturellen Erbes der Aborigines und haben das Potenzial, einen wertvollen Beitrag zur modernen Gesundheitspflege zu leisten.

Traditionelle Medizin aus Russland

Traditionelle russische Medizin hat ihre eigenen einzigartigen Eigenschaften und basiert auf einer langen Geschichte von Volksheilmethoden und -praktiken. Diese medizinische Tradition ist stark geprägt durch die natürlichen und kulturellen Gegebenheiten Russlands.

Eines der Kernkonzepte der traditionellen russischen Medizin ist die Verwendung von Naturheilmitteln. Kräutermedizin spielt eine wichtige Rolle, wobei eine Vielzahl von Pflanzen und Kräutern für ihre heilenden Eigenschaften genutzt werden. Diese Kräuter werden häufig in Tees, Tinkturen oder Salben verwendet, um eine Reihe von Beschwerden zu behandeln. Einige häufig verwendete Kräuter sind Kamille, Johanniskraut und Pfefferminze.

Ein weiteres charakteristisches Merkmal der traditionellen russischen Medizin ist die Nutzung von Saunen, bekannt als "Banya". Die Banya wird nicht nur als Ort der Entspannung, sondern auch für therapeutische Zwecke verwendet. Der Wechsel zwischen heißem Dampf und kaltem Wasser soll die Durchblutung fördern, das

Immunsystem stärken und zur Entgiftung des Körpers beitragen. Oft wird dieser Prozess mit dem Einsatz von Birken- oder Eichenreisigbesen, sogenannten "Veniks", kombiniert, die zur Stimulierung der Haut und zur Verbesserung der Durchblutung eingesetzt werden.

Schröpfen ist eine weitere Methode, die in der russischen Volksmedizin Anwendung findet. Dabei werden auf bestimmte Körperstellen Gläser aufgesetzt, um einen Unterdruck zu erzeugen. Diese Praxis soll die Durchblutung fördern und wird zur Behandlung von Schmerzen und verschiedenen Beschwerden eingesetzt.

Neben diesen Methoden gibt es eine Vielzahl von Heilritualen und -praktiken, die von Generation zu Generation weitergegeben werden. Dazu können Gebete, Beschwörungen und der Einsatz von Symbolen gehören, die im Glauben verankert sind, Krankheiten zu lindern oder zu heilen.

Die Ernährung spielt in der traditionellen russischen Medizin eine wichtige Rolle. Es wird angenommen, dass bestimmte Lebensmittel heilende Eigenschaften haben und zum Gleichgewicht des Körpers beitragen können. Zum Beispiel werden fermentierte Lebensmittel wie Sauerkraut und Kwas (ein fermentiertes Getränk aus Brot) für ihre probiotischen Eigenschaften und zur Unterstützung der Verdauungsgesundheit geschätzt. Auch Honig, Beeren und Nüsse sind beliebte Zutaten in der traditionellen Ernährung und werden für ihre nährstoffreichen und heilenden Eigenschaften geschätzt.

Ein weiteres Element der traditionellen russischen Medizin ist die Verwendung von Heilschlamm und Mineralwässern. Russland verfügt über zahlreiche natürliche Quellen und Schlammbäder, die für therapeutische Zwecke genutzt werden. Diese natürlichen Ressourcen werden traditionell zur Behandlung von Hauterkrankungen, Muskel- und Gelenkproblemen sowie zur allgemeinen Erholung und Regeneration eingesetzt.

Auch die Physiotherapie hat in der traditionellen russischen Medizin einen festen Platz. Methoden wie Massage, Bewegungstherapie und manuelle Therapie werden eingesetzt, um körperliche Beschwerden zu behandeln und das allgemeine Wohlbefinden zu fördern. Diese Praktiken werden oft in Kombination mit anderen traditionellen Behandlungsmethoden wie der Banya oder Kräutermedizin angewendet.

Es ist auch erwähnenswert, dass die traditionelle russische Medizin einen ganzheitlichen Ansatz verfolgt. Dies bedeutet, dass der Fokus nicht nur auf der Behandlung spezifischer Symptome liegt, sondern auf der Harmonisierung des gesamten Körpers und Geistes. Emotionales und spirituelles Wohlbefinden werden als genauso wichtig erachtet wie körperliche Gesundheit.

Schließlich sind die Überlieferung und Weitergabe des Wissens über diese traditionellen Praktiken ein wichtiger Aspekt. Viele der Methoden und Rezepte werden innerhalb der Familien von Generation zu Generation weitergegeben, wobei ältere Familienmitglieder ihr Wissen und ihre Erfahrungen an die jüngeren weitergeben.

Insgesamt bietet die traditionelle russische Medizin eine faszinierende Mischung aus historischen Praktiken, Naturheilmitteln und einem ganzheitlichen Ansatz zur Gesundheitsförderung, die tief in der russischen Kultur und Geschichte verwurzelt sind.

Traditionelle nordische Medizin

Die nordische Volksmedizin wurzelt tief in den Traditionen und der Kultur der nordischen Länder wie Schweden, Norwegen, Dänemark, Finnland und Island. Diese Medizintradition hat sich über Jahrhunderte entwickelt und ist stark geprägt von der engen Beziehung dieser Kulturen zur Natur und ihren Landschaften.

Auch in der nordischen Volksmedizin spielen Kräuter und natürliche Heilmittel eine zentrale Rolle. Pflanzen wie Engelwurz, Johanniskraut und Baldrian wurden traditionell verwendet, um eine Vielzahl von Leiden zu behandeln. Diese Heilpflanzen wurden oft in Tees, Tinkturen oder Salben verarbeitet. Die Kenntnis über die heilenden Eigenschaften dieser Pflanzen wurde oft mündlich über Generationen weitergegeben, was ein tiefes Verständnis für die lokalen Ökosysteme und deren Ressourcen widerspiegelt.

Ein weiteres markantes Merkmal der nordischen Volksmedizin ist die Verwendung von Saunen. In Finnland beispielsweise ist die Sauna nicht nur ein Ort der Entspannung, sondern auch ein traditioneller Ort für körperliche und geistige Heilung. Die Hitze und der Dampf in Kombination mit aromatischen Pflanzen wie

Birkenzweigen werden verwendet, um Körper und Geist zu reinigen und zu revitalisieren.

Rituale und spirituelle Praktiken spielten ebenfalls eine wichtige Rolle in der nordischen Volksmedizin. Diese umfassten oft Gebete, Beschwörungen und die Verwendung von Symbolen und Amuletten, um Gesundheit und Wohlbefinden zu fördern. Diese Aspekte der nordischen Volksmedizin spiegeln die tief verwurzelten Überzeugungen und die Spiritualität dieser Kulturen wider.

Die Überlieferung und Praxis der nordischen Volksmedizin haben sich im Laufe der Zeit verändert, insbesondere mit dem Aufkommen der modernen Medizin. Dennoch bleiben viele ihrer Praktiken und Überzeugungen in den nordischen Ländern lebendig, oft in einer modernisierten Form oder als Teil eines ganzheitlichen Ansatzes zur Gesundheitsförderung.

Diese traditionellen Heilmethoden bieten nicht nur Einblicke in die kulturelle Geschichte der nordischen Länder, sondern werden auch zunehmend als wertvolle Ergänzung zu modernen medizinischen Praktiken anerkannt. Sie betonen die Bedeutung des Gleichgewichts zwischen Körper, Geist und Natur und spiegeln eine tiefgehende Achtung vor der natürlichen Welt wider.

Traditionelle arabische Medizin

Diese Medizintradition erstreckt sich über Länder wie Saudi-Arabien, Ägypten, Marokko, den Irak, Syrien und viele andere und zeichnet sich durch eine Kombination aus lokalem Heilwissen, islamischen Einflüssen und antiken medizinischen Praktiken aus.

Eines der herausragenden Merkmale der arabischen Volksmedizin ist die Verwendung von besonderen Kräutern und natürlichen Substanzen. Pflanzen wie Schwarzkümmel, Myrrhe, Weihrauch und Aloe Vera spielen eine zentrale Rolle in der Behandlung von Krankheiten. Diese Heilpflanzen werden in verschiedenen Formen wie Ölen, Pasten, Tees oder Pulvern verwendet. Das Wissen über diese Heilmittel wurde oft von Generation zu Generation weitergegeben, wobei jeder Heiler oder Kräuterkundige sein eigenes spezifisches Wissen und seine Praktiken hatte.

Ein weiterer wichtiger Aspekt der arabischen Volksmedizin ist die Bedeutung des Glaubens und der spirituellen Praktiken. Heilung wird oft in Verbindung mit religiösen Überzeugungen gesehen, und es wird angenommen, dass Gebete, spirituelle Rituale und der Glaube an Gott zur Heilung beitragen können. Dies spiegelt die tiefe Verflechtung von Religion und täglichem Leben in vielen arabischen Kulturen wider.

Die arabische Volksmedizin hat auch eine lange Tradition in der Diätetik. Die Bedeutung einer ausgewogenen Ernährung und die Verwendung spezifischer Lebensmittel zur Behandlung und Vorbeugung von Krankheiten sind zentrale Konzepte. Diese Praktiken beruhen oft auf den Prinzipien der Humoralpathologie, die auf den Lehren der antiken griechischen Medizin basiert und von prominenten islamischen Ärzten wie Avicenna (Ibn Sina) weiterentwickelt wurde.

Heilpraktiken wie Cupping (Hijama), eine Form der Schröpftherapie, sind ebenfalls ein integraler Bestandteil der traditionellen arabischen Medizin. Diese Methode wird zur Behandlung verschiedener Beschwerden eingesetzt und basiert auf der Vorstellung, dass durch das Entfernen von 'schlechtem' Blut verschiedene Gesundheitsprobleme gelöst werden können.

In der modernen Welt haben viele Aspekte der arabischen Volksmedizin eine Renaissance erlebt, da ein zunehmendes Interesse an alternativen Heilmethoden und natürlichen Therapien besteht. Gleichzeitig hat die moderne Medizin viele Praktiken der traditionellen arabischen Heilkunst beeinflusst und integriert. In diesem Sinne bleibt die arabische Volksmedizin ein lebendiges und sich weiterentwickelndes Feld, das sowohl historische als auch zeitgenössische medizinische Ansätze umfasst und das tiefe kulturelle Erbe der arabischen Welt widerspiegelt.

Beliebte Heilmittel und ihre Inhaltsstoffe

Beliebte Heilmittel und ihre Inhaltsstoffe sind in der ganzen Welt für ihre heilenden Eigenschaften bekannt und werden sowohl in der traditionellen als auch in der modernen Medizin geschätzt. Viele dieser Mittel enthalten aktive Inhaltsstoffe, die für ihre therapeutischen Wirkungen verantwortlich sind.

Heilkräuter und Pflanzen

Heilkräuter und Pflanzen spielen seit Jahrtausenden eine zentrale Rolle in der Medizin und im Gesundheitswesen verschiedener Kulturen weltweit. Ihr Einsatz reicht von einfachen Hausmitteln bis hin zu komplexen Präparaten in der pflanzlichen Arzneimittelherstellung. Diese Pflanzen werden für ihre spezifischen Wirkstoffe geschätzt, die bei einer Vielzahl von Beschwerden und Krankheiten Linderung bieten können. Die Anwendung reicht von oralen Aufnahmen, wie Tees und Tinkturen, bis hin zu äußeren Anwendungen, wie Salben und Ölen.

Ein wichtiger Aspekt bei der Verwendung von Heilkräutern und Pflanzen ist das tiefe Wissen um ihre spezifischen Eigenschaften und Anwendungsweisen, das über Generationen hinweg gesammelt und weitergegeben wurde. Dieses Wissen ist nicht nur für die Auswahl der richtigen Pflanzen wichtig, sondern auch für ihre korrekte Dosierung und Anwendung, um maximale Wirksamkeit zu erzielen und Nebenwirkungen zu minimieren.

Zudem haben sich Heilkräuter und Pflanzen in vielen Kulturen als integraler Bestandteil der lokalen Traditionen und Praktiken etabliert. Sie sind oft eng mit spirituellen und rituellen Aspekten des Lebens verbunden und werden nicht nur für ihre physischen Heileigenschaften, sondern auch für ihre spirituelle und emotionale Wirkung geschätzt.

Im Kontext der modernen Medizin werden viele Heilkräuter und Pflanzen zunehmend wissenschaftlich untersucht, um ihre Wirkungsweisen besser zu verstehen und ihren potenziellen therapeutischen Nutzen zu erforschen. Diese Forschungen haben in einigen Fällen zur Entwicklung neuer Medikamente geführt, die auf traditionellem Pflanzenwissen basieren.

Die Verwendung von Heilkräutern ist ein zentraler Bestandteil der traditionellen Medizin weltweit. Viele Kulturen haben ihre eigenen einzigartigen Pflanzen und Methoden entwickelt, um Gesundheitsprobleme zu behandeln und das allgemeine Wohlbefinden zu fördern. Hier sind einige allgemein verwendete Heilkräuter, die in verschiedenen traditionellen Medizinsystemen rund um die Welt eine Rolle spielen:

- **Ginseng**: In der traditionellen chinesischen Medizin weit verbreitet, wird Ginseng für seine stärkenden und belebenden Eigenschaften geschätzt. Er soll die Energie steigern, die geistige Leistungsfähigkeit verbessern und das Immunsystem stärken.

- **Ingwer**: Beliebt in vielen Kulturen, wird Ingwer häufig zur Behandlung von Übelkeit, Verdauungsstörungen und zur Linderung von Erkältungssymptomen verwendet. Er hat auch entzündungshemmende Eigenschaften.
- **Kurkuma**: In der ayurvedischen Medizin Indiens verwendet, ist Kurkuma bekannt für seine starken entzündungshemmenden und antioxidativen Eigenschaften. Es wird oft zur Behandlung von Arthritis und anderen entzündlichen Erkrankungen eingesetzt.
- **Echinacea**: In der nordamerikanischen indigenen Medizin verwendet, ist Echinacea bekannt für ihre Fähigkeit, das Immunsystem zu stärken und Erkältungen und Grippe zu bekämpfen.
- **Aloe Vera**: In vielen Kulturen für ihre hautheilenden Eigenschaften verwendet, wird Aloe Vera äußerlich zur Behandlung von Verbrennungen, Wunden und Hautirritationen eingesetzt.
- **Lavendel**: Bekannt für seine beruhigenden und entspannenden Eigenschaften, wird Lavendel oft zur Linderung von Stress, Angstzuständen und Schlafproblemen verwendet.
- **Mariendistel**: Verwendet in verschiedenen traditionellen Medizinsystemen, insbesondere in Europa, zur Unterstützung der Lebergesundheit und zur Behandlung von Lebererkrankungen.
- **Ginkgo Biloba**: In der traditionellen chinesischen Medizin verwendet, ist Ginkgo bekannt

für seine Fähigkeit, die kognitive Funktion zu verbessern und die Durchblutung zu fördern.

- **Pfefferminze**: Wird weltweit zur Linderung von Verdauungsbeschwerden, Kopfschmerzen und zur Erfrischung des Atems verwendet.
- **Kamille**: Beliebt in Europa und anderen Teilen der Welt, wird Kamille zur Beruhigung des Verdauungstraktes und zur Förderung des Schlafs eingesetzt.
- **Ringelblume (Calendula)**: Wird aufgrund ihrer antiseptischen und heilenden Eigenschaften häufig zur Behandlung von Hautproblemen und Wunden eingesetzt.
- **Baldrian**: Bekannt für seine beruhigenden Eigenschaften, wird Baldrian häufig zur Behandlung von Schlafstörungen und Angstzuständen verwendet.
- **Weißdorn**: Traditionell in der europäischen Volksmedizin verwendet, um Herz-Kreislauf-Erkrankungen zu behandeln und die Herzgesundheit zu unterstützen.
- **Süßholz (Lakritze)**: Verwendet in der chinesischen und europäischen Kräutermedizin, ist es bekannt für seine Wirkung bei Magen-Darm-Problemen und als entzündungshemmendes Mittel.
- **Schafgarbe**: Wird weltweit für ihre Fähigkeit geschätzt, Wunden zu heilen, und wird auch zur Behandlung von Verdauungsbeschwerden eingesetzt.

- **Heiliger Basilikum (Tulsi)**: In der ayurvedischen Medizin verwendet, gilt er als Adaptogen und hilft, Stress zu bewältigen.
- **Ashwagandha**: Ein weiteres wichtiges Kraut in der Ayurveda, bekannt für seine stressreduzierenden und stärkenden Eigenschaften.
- **Grüner Tee**: Bekannt für seine antioxidativen Eigenschaften, wird er weltweit für seine gesundheitsfördernden Wirkungen geschätzt.
- **Sägepalme**: In der traditionellen Medizin häufig zur Behandlung von Prostatabeschwerden und Harnwegsproblemen bei Männern verwendet.
- **Teufelskralle**: Ursprünglich aus Afrika, wird sie häufig zur Behandlung von Schmerzen und Entzündungen, insbesondere bei Arthritis und Rückenschmerzen, eingesetzt.
- **Passionsblume**: Bekannt für ihre beruhigenden und angstlösenden Eigenschaften, wird sie häufig zur Behandlung von Schlaflosigkeit und nervösen Zuständen eingesetzt.
- **Brennnessel**: Wird wegen ihrer entzündungshemmenden Eigenschaften und zur Linderung von Allergiesymptomen verwendet. Sie ist auch reich an Nährstoffen und wird zur allgemeinen Gesundheitsförderung eingesetzt.
- **Artischocke**: Bekannt für ihre leberunterstützenden und verdauungsfördernden Eigenschaften, wird sie zur Behandlung von Verdauungsbeschwerden und zur Senkung des Cholesterinspiegels verwendet.

- **Schwarzer Holunder**: Traditionell zur Behandlung von Erkältungen und Grippe eingesetzt, insbesondere wegen seiner schweißtreibenden und entzündungshemmenden Eigenschaften.
- **Rhodiola Rosea (Rosenwurz)**: Ein Adaptogen, das in der traditionellen Medizin Sibiriens und Skandinaviens verwendet wird, um Stress abzubauen und die geistige und körperliche Ausdauer zu steigern.
- **Maca**: Bekannt in der traditionellen peruanischen Medizin, wird sie für ihre energiesteigernden und hormonregulierenden Eigenschaften verwendet.
- **Neem**: In der Ayurveda für seine antiseptischen, entzündungshemmenden und heilenden Eigenschaften geschätzt, wird es bei Hautproblemen, Zahnpflege und zur allgemeinen Entgiftung eingesetzt.
- **Gotu Kola**: In der asiatischen Medizin verwendet, um die Wundheilung zu fördern, die geistige Klarheit zu verbessern und die Hautgesundheit zu unterstützen.
- **Moringa**: Wegen seiner reichen Nährstoffdichte und antioxidativen Eigenschaften häufig in der traditionellen afrikanischen und indischen Medizin verwendet.
- **Kava-Kava**: Bekannt in der traditionellen Medizin des pazifischen Raums, insbesondere für seine beruhigenden und angstlösenden Eigenschaften.

- **Katzenkralle (Uncaria tomentosa)**: Ursprünglich aus dem Amazonasgebiet, wird sie für ihre immunstärkenden und entzündungshemmenden Eigenschaften verwendet.
- **Bockshornklee**: Traditionell in der ayurvedischen Medizin verwendet, wird er zur Unterstützung der Verdauung und zur Regulierung des Blutzuckerspiegels eingesetzt.
- **Goldrute**: Bekannt für ihre Anwendung bei Harnwegsinfektionen und Nierensteinen sowie für ihre entzündungshemmenden Eigenschaften.
- **Marihuana (Cannabis)**: In einigen traditionellen Medizinsystemen für seine schmerzlindernden, entzündungshemmenden und beruhigenden Eigenschaften verwendet. Seine Verwendung ist jedoch in vielen Ländern aufgrund rechtlicher Beschränkungen eingeschränkt.
- **Traubensilberkerze (Cimicifuga racemosa)**: Beliebt in der traditionellen nordamerikanischen Medizin zur Linderung von Wechseljahresbeschwerden und Menstruationskrämpfen.
- **Andorn (Marrubium vulgare)**: Traditionell zur Linderung von Husten und Atemwegserkrankungen sowie zur Unterstützung der Verdauung verwendet.
- **Schöllkraut**: Wird traditionell zur Behandlung von Hauterkrankungen und manchmal zur Linderung von Gallenblasenproblemen eingesetzt.

- **Angelikawurzel (Angelica)**: In der europäischen und asiatischen traditionellen Medizin verwendet, um Verdauungsbeschwerden zu lindern und das Immunsystem zu stärken.
- **Gänsefingerkraut**: Traditionell zur Behandlung von Durchfall, als Blutreinigungsmittel und zur Wundheilung eingesetzt.
- **Astragalus**: In der traditionellen chinesischen Medizin verwendet, um das Immunsystem zu stärken und als Adaptogen zur Stressreduktion.

Diese Kräuter zeigen die Vielfalt und Komplexität der Pflanzenheilkunde und deren Bedeutung in der traditionellen Medizin. Sie werden in verschiedenen Kulturen auf unterschiedliche Weise genutzt, je nach lokalen Traditionen, Klimabedingungen und verfügbaren Ressourcen. Es ist wichtig zu beachten, dass die Verwendung von Heilkräutern sowohl von kulturellen als auch von individuellen Faktoren abhängt und dass die Beratung durch Fachpersonal unerlässlich ist, insbesondere wenn es um Wechselwirkungen mit anderen Medikamenten oder bestehenden Gesundheitszuständen geht.

Tierprodukte in der traditionellen Medizin

Tierprodukte haben in der traditionellen Medizin eine lange Tradition und werden in verschiedenen Kulturen rund um den Globus verwendet. Diese Praktiken, oft tief verwurzelt in historischen und kulturellen Traditionen, nutzen verschiedene Teile von Tieren – von Organen über Knochen bis hin zu Sekreten – für therapeutische Zwecke. Die Verwendung von Tierprodukten in der traditionellen

Medizin basiert häufig auf der Überzeugung, dass bestimmte Tiere oder Tierbestandteile spezifische Heilkräfte besitzen, die zur Behandlung und Vorbeugung von Krankheiten beitragen können.

Hier sind einige Beispiele für die Verwendung von Tierprodukten in der traditionellen Medizin:

- **Hirschgeweih**: In der traditionellen chinesischen Medizin verwendet, insbesondere das samtige Geweih junger Hirsche. Es wird angenommen, dass es die Knochengesundheit unterstützt und die Lebensenergie, das Qi, stärkt.
- **Galle von Bären**: Insbesondere die Galle von asiatischen Schwarzbären wird in der traditionellen chinesischen Medizin verwendet. Sie enthält Ursodesoxycholsäure und wird zur Behandlung von Lebererkrankungen und anderen Beschwerden eingesetzt.
- **Haifischknorpel**: Wird manchmal in der alternativen Medizin verwendet in der Hoffnung, dass er bei der Behandlung von Krebs helfen könnte. Wissenschaftliche Beweise für diese Anwendung sind jedoch begrenzt.
- **Tigerknochen**: In einigen traditionellen asiatischen Medizinsystemen verwendet, obwohl der Handel aufgrund des Artenschutzes stark eingeschränkt ist. Tigerknochen wurden traditionell zur Behandlung von Arthritis und anderen Schmerzzuständen eingesetzt.

- **Schlangengift**: In einigen traditionellen Medizinsystemen zur Behandlung von Schmerzen und als entzündungshemmendes Mittel verwendet.
- **Seidenraupenkokon**: In der traditionellen chinesischen Medizin zur Behandlung von Erkrankungen der Atemwege und zur Verbesserung der Hautgesundheit eingesetzt.
- **Zibetöl**: Ein Sekret, das von den Drüsen des Zibetkatzentieres gewonnen wird, wird in der traditionellen Medizin in einigen asiatischen Ländern verwendet.
- **Horn von Nashörnern**: Früher in der traditionellen chinesischen Medizin verwendet, aber jetzt streng verboten aufgrund des kritischen Artenschutzstatus von Nashörnern.
- **Froschsekret**: In einigen südamerikanischen traditionellen Medizinsystemen verwendet, oft als Schmerzmittel oder zur Behandlung von Verbrennungen.
- **Muscheln und Perlen**: In der traditionellen chinesischen Medizin zur Behandlung von verschiedenen Beschwerden, einschließlich zur Stärkung der Knochen und zur Beruhigung des Geistes, eingesetzt.
- **Horn des Wasserbüffels**: In einigen asiatischen Ländern verwendet, ähnlich wie Nashornhorn, obwohl es keine wissenschaftlichen Belege für seine Wirksamkeit gibt.

- **Geiergalle**: In einigen afrikanischen traditionellen Medizinsystemen verwendet, oft für Rituale oder zur Behandlung bestimmter Krankheiten.
- **Schildkrötenpanzer**: In der traditionellen chinesischen Medizin als Quelle für Gelatine (Gui Ban) verwendet, die zur Stärkung der Knochen und zur Verbesserung der Nierenfunktion eingesetzt wird.
- **Hirn und andere Organe von Tieren**: In einigen traditionellen Medizinsystemen verwendet, basierend auf der Überzeugung, dass der Verzehr bestimmter Organe spezifische gesundheitliche Vorteile bringen kann.
- **Schwalbennester**: In der traditionellen chinesischen Medizin als Zutat für den berühmten Schwalbennestersuppen, die für ihre gesundheitsfördernden Eigenschaften bekannt ist.
- **Bienenprodukte**: Honig, Propolis, Gelée Royale und Bienengift werden in verschiedenen traditionellen Medizinsystemen für ihre heilenden Eigenschaften genutzt.
- **Hühnerfüße**: In einigen asiatischen Kulturen als Quelle für Kollagen gegessen, glaubt man, dass sie die Hautgesundheit und Gelenkfunktion unterstützen.
- **Rentiergeweih**: Ähnlich wie Hirschgeweih in einigen nördlichen Regionen verwendet, besonders in der traditionellen sibirischen Medizin.
- **Fischöl und Lebertran**: In vielen Kulturen traditionell zur Verbesserung der Herzgesundheit

und als Quelle für Omega-3-Fettsäuren verwendet.

- **Perlenpulver**: In der traditionellen chinesischen Medizin zur Verbesserung der Hautgesundheit und als beruhigendes Mittel eingesetzt.
- **Ambergris**: Ein seltener, wachsartiger Stoff aus dem Verdauungssystem von Pottwalen, der in der traditionellen Medizin in einigen Kulturen als Heilmittel eingesetzt wird.
- **Krokoil**: Aus Krokodilhaut gewonnenes Öl, das in einigen afrikanischen und asiatischen Kulturen für seine vermeintlich hautheilenden und antibakteriellen Eigenschaften verwendet wird.
- **Vogelfedern**: In einigen indigenen Kulturen für heilende Rituale und Zeremonien genutzt, oft im Glauben an ihre spirituellen Kräfte.
- **Schlangenhaut und -schuppen**: In einigen traditionellen Medizinsystemen verwendet, insbesondere in der asiatischen Medizin, oft in pulverisierter Form.
- **Fischschuppen**: In einigen traditionellen Medizinsystemen zur Behandlung bestimmter Hautkrankheiten verwendet.
- **Elfenbein**: Früher in der traditionellen Medizin verwendet, besonders in Asien, ist der Handel mit Elfenbein heute aufgrund internationaler Artenschutzgesetze stark eingeschränkt und verboten.
- **Muschel- und Austernschalen**: In der traditionellen chinesischen Medizin verwendet, oft in

pulverisierter Form, um verschiedene Beschwerden zu behandeln.
- **Froschbeine**: In einigen Kulturen als traditionelles Heilmittel verwendet, insbesondere zur Linderung von Schmerzen und Beschwerden.
- **Hai-Leberöl**: Enthält Squalen und wird in einigen traditionellen Medizinsystemen zur Unterstützung der Hautgesundheit und zur Stärkung des Immunsystems eingesetzt.
- **Pferdemilch und -urin**: In einigen traditionellen Medizinsystemen, besonders in Teilen Zentralasiens, für ihre vermeintlichen gesundheitlichen Vorteile genutzt.
- **Hühnereier**: In einigen Kulturen werden Hühnereier für ihre Nährstoffe und ihre vermeintliche Fähigkeit, die Gesundheit und Vitalität zu steigern, geschätzt.
- **Schafswolle und -fett (Lanolin)**: Wird in einigen traditionellen Medizinsystemen für seine hautpflegenden Eigenschaften verwendet.
- **Fischblasen**: In der traditionellen chinesischen Medizin zur Behandlung von Schwellungen und zur Verbesserung der Nierenfunktion verwendet.
- **Kamelurin**: In einigen Teilen der arabischen Welt traditionell für seine angeblichen medizinischen Eigenschaften geschätzt.
- **Maulwurf**: In einigen traditionellen europäischen Medizinsystemen wurden früher Teile des

Maulwurfs für verschiedene medizinische Zwecke verwendet.

- **Wurm- und Insektenprodukte:** Bestimmte Würmer und Insekten werden in einigen traditionellen Medizinsystemen verwendet, oft in getrockneter und pulverisierter Form.
- **Lebertran von verschiedenen Fischen**: Wird traditionell für seine reichen Omega-3-Fettsäuren und Vitamin D zur Stärkung der Knochen und zur Verbesserung der allgemeinen Gesundheit verwendet.
- **Tierknochen und Knochenmark**: In einigen traditionellen Medizinsystemen zur Herstellung von Brühen und anderen Heilmitteln verwendet, die zur Stärkung des Körpers und zur Unterstützung der Heilung beitragen sollen.
- **Blutegel**: In der traditionellen Medizin für therapeutische Zwecke verwendet, insbesondere in der Blutegeltherapie zur Verbesserung der Blutzirkulation und zur Behandlung von Entzündungen.
- **Seesterne und Seeigel**: In einigen asiatischen Medizinsystemen verwendet, oft in getrockneter Form, zur Behandlung verschiedener Leiden.

Diese Beispiele verdeutlichen, wie vielfältig und kulturell tief verwurzelt die Verwendung von Tierprodukten in der traditionellen Medizin ist. Dabei ist es wesentlich, ethische Überlegungen und den Schutz der Tierwelt zu berücksichtigen. Viele dieser Praktiken werden in der modernen Welt aufgrund von Bedenken hinsichtlich des

Artenschutzes, der Nachhaltigkeit und der wissenschaftlichen Validität überdacht und durch alternative Methoden ersetzt.

Mit dem Fortschritt in der medizinischen Wissenschaft und einem besseren Verständnis von Krankheiten sowie deren Behandlungsmöglichkeiten hat die Abhängigkeit von traditionellen Heilmethoden abgenommen. Parallel dazu hat das Bewusstsein für Tierschutz und ethische Fragen zugenommen. Viele traditionelle Praktiken, die Tierorgane oder -produkte beinhalten, stehen aufgrund ihrer Grausamkeit oder Unethik in der Kritik. Dies hat dazu geführt, dass viele Menschen diese Methoden ablehnen und sich tierfreundlicheren Alternativen zuwenden. Hinzu kommt der Schutz bedrohter Tierarten, der durch internationale Gesetze und Abkommen streng reguliert wird, um die Ausbeutung und den Handel mit bestimmten Tierprodukten zu beschränken.

Der Handel mit bestimmten Tierprodukten, insbesondere solchen, die von gefährdeten Arten stammen, kann zum illegalen Wildtierhandel beitragen und die Biodiversität bedrohen. Darüber hinaus ist die Wirksamkeit und Sicherheit vieler dieser traditionellen Tierprodukte wissenschaftlich nicht immer belegt, was Bedenken hinsichtlich ihrer Anwendung in der modernen Heilkunde aufwirft.

Mineralien und Erden in der traditionellen Medizin

Mineralien und Erden spielen seit Jahrtausenden eine wichtige Rolle in der traditionellen Medizin verschiedener Kulturen. Diese natürlichen Ressourcen werden aufgrund ihrer angenommenen heilenden Eigenschaften für eine Vielzahl von Gesundheitszwecken eingesetzt. Die Verwendung reicht von der direkten Anwendung auf die Haut bis hin zur Einnahme, wobei jede Kultur spezifische Traditionen und Überzeugungen in Bezug auf die heilenden Kräfte bestimmter Mineralien und Erden entwickelt hat.

Die Verwendung von Mineralien und Erden in der traditionellen Medizin hat eine lange Geschichte und ist ein integraler Bestandteil vieler Heilsysteme weltweit. Diese Praktiken basieren auf der Überzeugung, dass bestimmte Mineralien spezifische heilende Eigenschaften haben und zur Behandlung einer Vielzahl von Beschwerden beitragen können. Hier sind einige Beispiele:

- **Ton und Heilerde**: Werden traditionell zur Entgiftung und Reinigung des Körpers verwendet. Sie können auch äußerlich zur Behandlung von Hauterkrankungen und zur Förderung der Wundheilung eingesetzt werden.
- **Salz**: Insbesondere Himalayasalz oder Meersalz wird in verschiedenen Kulturen zur Reinigung, zur Verbesserung der Hautgesundheit und zur Entspannung (z. B. in Salzbädern) verwendet.
- **Schwefel**: In der traditionellen Medizin für seine antibakteriellen und entzündungshemmenden Eigenschaften bekannt. Schwefel wird oft in der Hautpflege, insbesondere zur Behandlung von

Akne und anderen Hauterkrankungen, eingesetzt.
- **Bentonit**: Eine Art Ton, der zur Entgiftung und zur Unterstützung der Verdauung verwendet wird. Bentonit kann Schadstoffe binden und wird oft in Form von Getränken oder als Teil von Reinigungskuren eingesetzt.
- **Magnesium**: Wird für seine entspannenden und muskelentspannenden Eigenschaften geschätzt. Magnesiumbäder oder -ergänzungen können zur Linderung von Muskelkrämpfen und zur Verbesserung des Schlafs verwendet werden.
- **Quarz**: In verschiedenen Kulturen als Heilstein verwendet. Quarz wird oft in der Energiearbeit und zur Förderung der emotionalen Heilung eingesetzt.
- **Zeolith**: Ein natürlich vorkommendes Mineral, das zur Entgiftung und zur Unterstützung des Immunsystems eingesetzt wird. Es wird angenommen, dass es Schwermetalle und Toxine aus dem Körper binden kann.
- **Gold**: In der traditionellen chinesischen und ayurvedischen Medizin verwendet. Gold wird als entzündungshemmend und revitalisierend angesehen und manchmal in sehr kleinen Mengen in Medikamenten und Hautpflegeprodukten verwendet.
- **Silber**: Insbesondere kolloidales Silber wird für seine antibakteriellen Eigenschaften geschätzt

und in der alternativen Medizin zur Behandlung von Infektionen eingesetzt.

- **Kupfer**: Wird in der traditionellen Medizin verwendet, oft in Form von Armbändern, zur Linderung von Arthritis- und Entzündungssymptomen.
- **Eisenoxid**: In der traditionellen Medizin manchmal verwendet, um Eisenmangel zu behandeln, oft in Form von natürlichen Supplementen oder durch die Aufnahme eisenreicher Erden.
- **Gips (Calciumsulfat)**: In der traditionellen chinesischen Medizin als Mittel zur Behandlung von Hauterkrankungen und zur Linderung von Schmerzen eingesetzt.
- **Jade**: Wird in einigen asiatischen Kulturen für seine vermeintlichen Heileigenschaften geschätzt, insbesondere zur Förderung der Heilung und zur Entspannung.
- **Selenit**: Ein Mineral, das in der alternativen Medizin für seine reinigenden Eigenschaften und zur Förderung der geistigen Klarheit eingesetzt wird.
- **Lapislazuli**: Ein Mineral, das in der traditionellen Medizin für seine angeblichen heilenden Eigenschaften, insbesondere zur Unterstützung des Immunsystems und zur Verbesserung der emotionalen Gesundheit, verwendet wird.
- **Turmalin**: Beliebt in der alternativen Medizin für seine ionisierenden und energetisierenden

Eigenschaften, oft in Schmuck oder als Teil von Heilstein-Sets verwendet.
- **Obsidian**: In einigen traditionellen Medizinsystemen als Schutzstein und zur Förderung der emotionalen Heilung verwendet.
- **Grüner Tee-Extrakt (reich an Mineralien)**: Wird in der traditionellen chinesischen Medizin für seine antioxidativen Eigenschaften und zur allgemeinen Gesundheitsförderung eingesetzt.
- **Azurit**: Ein Mineral, das in der alternativen Medizin für seine vermeintliche Fähigkeit, geistige Klarheit zu fördern und Stress abzubauen, verwendet wird.
- **Kalkstein (Calciumcarbonat)**: In einigen traditionellen Medizinsystemen zur Behandlung von Magen-Darm-Problemen und als Quelle für Calcium verwendet.
- **Talkum**: Historisch in der traditionellen Medizin für seine Fähigkeit, Feuchtigkeit zu absorbieren und Hautirritationen zu lindern, verwendet.
- **Basaltsteine**: Oft in der Wärmetherapie, wie bei Hot-Stone-Massagen, eingesetzt, um Muskelspannungen zu reduzieren und die Entspannung zu fördern.
- **Roter Ocker (Eisenoxid)**: In einigen indigenen Kulturen für zeremonielle und heilende Zwecke verwendet, oft im Zusammenhang mit spirituellen Ritualen.
- **Magnetit**: Wird in der alternativen Medizin für seine angeblichen magnetischen

Heileigenschaften verwendet, oft in magnetischen Armbändern oder anderen Schmuckstücken.

- **Kaolin**: Ein weißer Ton, der traditionell zur Behandlung von Durchfall und Magen-Darm-Beschwerden sowie in der Hautpflege verwendet wird.
- **Amethyst**: In der alternativen Medizin als Heilstein verwendet, der zur Förderung der Entspannung und zur Linderung von Stress eingesetzt wird.
- **Marmor**: In der traditionellen chinesischen Medizin gelegentlich in gemahlener Form für seine kühlenden Eigenschaften verwendet.
- **Himalaya-Salz**: Neben der Verwendung in Bädern wird es auch in Salzlampen eingesetzt, von denen angenommen wird, dass sie die Luftqualität verbessern und zur Entspannung beitragen.
- **Pyrit**: In einigen traditionellen Medizinsystemen als Stein für Glück und Wohlstand betrachtet, obwohl er keine bekannten direkten medizinischen Anwendungen hat.
- **Baryt**: Historisch in der traditionellen Medizin verwendet, um bestimmte Verdauungsstörungen zu behandeln, obwohl seine Verwendung heute aufgrund von Sicherheitsbedenken selten ist.

Diese Beispiele illustrieren, dass Mineralien und Erden in vielen verschiedenen Formen und für unterschiedliche Zwecke in der traditionellen Medizin eingesetzt werden.

Mineralien und Erden werden in der modernen und traditionellen Medizin auch heute noch auf verschiedene Weise eingesetzt. In der modernen Medizin sind sie essenziell für Nahrungsergänzungsmittel, um Mineralstoffmängel auszugleichen und die allgemeine Gesundheit zu fördern. Mineralien wie Eisen, Kalzium und Magnesium sind hierbei besonders wichtig. In der medizinischen Bildgebung, etwa in der Radiologie, spielen sie ebenfalls eine Rolle, wie etwa Bariumsulfat als Kontrastmittel.

In der Zahnmedizin finden Mineralien Anwendung in Füllungen und Kronen, und Fluoride werden zur Stärkung des Zahnschmelzes und zur Kariesprävention eingesetzt. In der Dermatologie sind Mineralien in Produkten zur Behandlung von Hauterkrankungen wie Akne und Ekzemen zu finden, da sie therapeutische Eigenschaften besitzen.

Traditionelle Heilsysteme wie die Ayurveda- oder die Traditionelle Chinesische Medizin setzen ebenfalls immer noch gezielt auf Mineralien und Erden, oft in Kombination mit Kräutern und anderen natürlichen Zutaten, um verschiedene Leiden zu behandeln. Ihre Verwendung in diesen Kontexten basiert häufig auf historischen und kulturellen Praktiken, wobei die wissenschaftliche Belegung ihrer Wirksamkeit variieren kann.

In der Chirurgie werden bestimmte Mineralien wie Titan aufgrund ihrer biokompatiblen Eigenschaften in chirurgischen Implantaten und medizinischen Geräten verwendet. Die Verwendung von Mineralien in der Medizin unterliegt strengen Regulierungen, insbesondere in der modernen Medizin, um Sicherheit und Wirksamkeit zu gewährleisten. In der traditionellen Medizin können diese Standards je nach Land und Kultur variieren, und nicht alle traditionellen Anwendungen sind wissenschaftlich belegt oder als sicher anerkannt.

Moderne Anwendungen und Probleme

Integration in die moderne Medizin

Die Integration der traditionellen Medizin in die moderne Medizin ist ein Prozess, der sowohl die Anerkennung traditioneller Heilmethoden als auch ihre wissenschaftliche Überprüfung und Anpassung an zeitgenössische medizinische Standards beinhaltet. Dieser Prozess erfordert die Zusammenarbeit zwischen Forschern, medizinischem Fachpersonal und Praktikern der traditionellen Medizin. Während Forscher sich auf die wissenschaftliche Validierung und Erforschung traditioneller Heilmittel konzentrieren, müssen medizinische Fachkräfte über die Prinzipien und Praktiken der traditionellen Medizin aufgeklärt werden, um ein tieferes Verständnis und eine sachkundige Anwendung zu ermöglichen.

Die Regulierung und Standardisierung von Kräutermedikamenten und anderen Formen der traditionellen Medizin ist ebenfalls entscheidend, um deren Sicherheit und Wirksamkeit zu gewährleisten. In diesem Zusammenhang spielt die Qualitätssicherung eine wesentliche Rolle. Die Zertifizierung von Praktikern und die Entwicklung von Richtlinien für die traditionelle Medizin tragen ebenfalls dazu bei, die Integrität und Effektivität dieser Heilmethoden zu gewährleisten.

Die Zusammenarbeit zwischen modernen und traditionellen Ärzten und Heilpraktikern ist für eine erfolgreiche Integration unabdingbar. Sie fördert ein umfassendes Gesundheitsverständnis und erweitert die Behandlungsoptionen für Patienten. Durch eine patientenzentrierte Herangehensweise, die individuelle Präferenzen und kulturelle Hintergründe berücksichtigt, kann die Patientenbindung und -zufriedenheit verbessert werden. Der Respekt und die Wertschätzung für ethnische und kulturelle Unterschiede sind in diesem Prozess zentral.

Schließlich kann die Integration der traditionellen Medizin in die öffentliche Gesundheitsvorsorge einen signifikanten Beitrag leisten. Durch die Entwicklung von Programmen und Strategien, die traditionelle Heilmethoden berücksichtigen, können Gesundheitsförderung und Krankheitsprävention effektiver gestaltet werden. Diese Integration bildet eine Brücke zwischen traditionellem Wissen und wissenschaftlicher Forschung und hat das Potenzial, die Gesundheitsversorgung umfassender, inklusiver und wirksamer zu machen. Wichtig dabei ist ein ausgewogener Ansatz, der die Stärken beider Systeme nutzt und gleichzeitig auf Patientensicherheit und evidenzbasierter Praxis besteht.

Nachhaltigkeit von Heilmitteln

Die Nachhaltigkeit und ethische Beschaffung von Heilmitteln sind in der heutigen Zeit von hoher Bedeutung, da sie nicht nur die Umwelt betreffen, sondern auch soziale und wirtschaftliche Auswirkungen haben. Bei der nachhaltigen Beschaffung von Heilmitteln geht es darum, Ressourcen so zu nutzen und zu verwalten, dass sie für zukünftige Generationen erhalten bleiben, während ethische Beschaffung sicherstellt, dass die bei der Herstellung dieser Heilmittel involvierten Gemeinschaften fair behandelt werden.

In Bezug auf Nachhaltigkeit liegt der Schwerpunkt darauf, Pflanzen und andere natürliche Ressourcen, die für die Herstellung von Heilmitteln verwendet werden, auf eine Weise zu sammeln oder anzubauen, die die langfristige Verfügbarkeit dieser Ressourcen nicht gefährdet. Übermäßige Ernte oder nicht regulierte Sammlung wild wachsender Pflanzen und Kräuter kann zu einer Verringerung oder gar Ausrottung bestimmter Arten führen. Um dies zu vermeiden, werden nachhaltige Anbaumethoden und Erntepraktiken eingesetzt, die die Regeneration der Pflanzen sicherstellen und die biologische Vielfalt schützen. Beispielsweise wird der Einsatz von Techniken wie der Wechselwirtschaft oder nachhaltigen Erntemethoden gefördert.

Bei der ethischen Beschaffung von Heilmitteln stehen die Menschen im Mittelpunkt. Es geht darum, sicherzustellen, dass die Gemeinschaften, die traditionelles Wissen über Heilpflanzen und -methoden besitzen oder diese anbauen und sammeln, fair behandelt werden. Dies umfasst faire Arbeitsbedingungen, angemessene Bezahlung und die Respektierung der kulturellen Rechte und des traditionellen Wissens. Ein wesentlicher Aspekt hierbei ist die Vermeidung von Bio-Piraterie – der Praxis, Wissen und Ressourcen indigener und lokaler Gemeinschaften ohne entsprechende Anerkennung oder Entschädigung zu nutzen.

Die Einhaltung internationaler Standards und Zertifizierungen spielt eine wichtige Rolle bei der Förderung sowohl der Nachhaltigkeit als auch der ethischen Beschaffung. Organisationen wie der Fair Wild Standard oder der Forest Stewardship Council (FSC) bieten Richtlinien und Zertifizierungen, die Produzenten dabei unterstützen, nachhaltige Praktiken umzusetzen. Darüber hinaus fördert die Einbeziehung lokaler Gemeinschaften in den Prozess der Ernte und Verarbeitung von Heilmitteln nicht nur die wirtschaftliche Entwicklung dieser Gemeinschaften, sondern hilft auch, ihr traditionelles Wissen zu bewahren und zu würdigen.

Insgesamt erfordert die nachhaltige und ethische Beschaffung von Heilmitteln ein ausgewogenes Zusammenspiel von Umweltschutz, fairem Handel und Respekt vor traditionellem Wissen. Sie trägt zur Erhaltung der natürlichen Ressourcen bei, unterstützt die Lebensgrundlage lokaler Gemeinschaften und sichert die Verfügbarkeit von Heilmitteln für zukünftige Generationen.

Rechtliche und regulatorische Aspekte

Die rechtlichen und regulatorischen Aspekte der traditionellen Medizin variieren stark je nach Land und Region. Diese Gesetzgebungen und Vorschriften sind entscheidend, um die Sicherheit und Wirksamkeit von Heilmitteln zu gewährleisten und gleichzeitig den

Verbraucherschutz zu stärken. Sie umfassen verschiedene Bereiche wie die Zulassung, Herstellung, Vermarktung und Anwendung traditioneller Heilmittel sowie die Zertifizierung und Regulierung von Praktikern.

Ein zentraler Aspekt ist die Zulassung und Regulierung von Heilpflanzen und Naturprodukten. In vielen Ländern unterliegen diese Produkte einer strengen Kontrolle, ähnlich wie moderne pharmazeutische Produkte. Dies beinhaltet die Prüfung auf Sicherheit, Qualität und Wirksamkeit. Einige Länder haben spezielle Vorschriften für traditionelle und alternative Medizinprodukte, während andere diese Produkte unter die allgemeinen Arzneimittelgesetze einordnen. Die Herausforderung liegt oft in der Standardisierung und Bewertung von Produkten, die auf einer langen Tradition beruhen und nicht immer wissenschaftlichen Kriterien der modernen Medizin entsprechen.

Die Regulierung der Praxis der traditionellen Medizin ist ebenfalls ein wichtiger Bereich. In einigen Ländern müssen Heilpraktiker und Therapeuten eine Lizenz erwerben und spezifische Ausbildungs- und Prüfungsanforderungen erfüllen. In anderen Regionen existieren kaum formale Vorschriften für diese Berufe. Die Regulierung zielt darauf ab, die Qualität der Versorgung zu sichern und Patienten vor unqualifizierten Praktikern zu schützen.

Etikettierung und Werbung für traditionelle Medizinische Produkte unterliegen ebenfalls gesetzlichen Vorschriften. Diese Regelungen sollen sicherstellen, dass

Verbraucher klare, genaue und nicht irreführende Informationen über die Produkte erhalten. Dazu gehören Angaben über Inhaltsstoffe, empfohlene Anwendung, mögliche Nebenwirkungen und Kontraindikationen.

Internationale Handelsvorschriften und Übereinkommen spielen ebenfalls eine Rolle, insbesondere im Hinblick auf den Schutz von geistigem Eigentum, den Zugang zu genetischen Ressourcen und den gerechten Ausgleich für traditionelles Wissen. Konventionen wie das Nagoya-Protokoll regeln den Zugang zu genetischen Ressourcen und den gerechten Vorteilsausgleich und zielen darauf ab, Bio-Piraterie zu verhindern.

Die Zulassung traditioneller Arzneimittel in der heutigen Zeit stößt auf mehrere Herausforderungen, die hauptsächlich aus den Unterschieden zwischen traditionellen Heilmethoden und modernen wissenschaftlichen Standards resultieren. Ein zentrales Problem bei der Zulassung ist der Mangel an wissenschaftlich fundierten Beweisen für die Wirksamkeit vieler traditioneller Arzneimittel. Die moderne Medizin erfordert strenge klinische Studien, um Sicherheit und Wirksamkeit nachzuweisen, während viele traditionelle Mittel auf historischer oder anekdotischer Evidenz basieren.

Sicherheitsbedenken sind ebenfalls ein wichtiges Thema, da traditionelle Arzneimittel unbekannte oder unvorhersehbare Nebenwirkungen haben können, besonders in Kombination mit modernen Medikamenten. Die Variabilität in Zusammensetzung, Dosierung und

Reinheit dieser Mittel erschwert die Sicherheitsbewertung. Ein weiteres Hindernis ist die mangelnde Standardisierung und Qualitätssicherung in der Herstellung traditioneller Arzneimittel. Moderne Pharmazie setzt auf Konsistenz und standardisierte Produktionsprozesse, was bei traditionellen Mitteln oft schwer zu erreichen ist. Hinzu kommen komplexe und variierende regulatorische Hürden weltweit, die für Hersteller traditioneller Mittel eine große Herausforderung darstellen können.

Darüber hinaus werfen die Bewertung und Integration traditioneller Arzneimittel in das moderne Gesundheitssystem kulturelle und ethische Fragen auf. Diese reichen von Bedenken hinsichtlich der ethischen Vertretbarkeit bestimmter Praktiken oder Zutaten bis hin zur Sorge um den Erhalt indigener Wissenstraditionen und deren kommerzielle Ausbeutung.

Um diese Herausforderungen zu überwinden, sind Bestrebungen im Gange, einen ausgewogenen Ansatz zu finden, der sowohl die wissenschaftliche Überprüfung als auch den Respekt für traditionelle Heilmethoden und kulturelles Erbe berücksichtigt. Dies erfordert oft eine Anpassung der regulatorischen Rahmenbedingungen und eine stärkere Fokussierung auf Forschung und Entwicklung im Bereich der traditionellen Medizin.

Insgesamt erfordert der regulatorische Rahmen in der traditionellen Medizin eine sorgfältige Balance. Einerseits sollen Sicherheit und Qualität gewährleistet werden, andererseits ist es wichtig, die Vielfalt und Besonderheiten traditioneller Heilmethoden zu respektieren und zu erhalten. Der rechtliche und regulatorische Ansatz muss daher flexibel genug sein, um den besonderen Charakter und die kulturelle Bedeutung der traditionellen Medizin anzuerkennen, während er gleichzeitig moderne Standards für Gesundheit und Sicherheit aufrechterhält.

Moderne Anwendungen der traditionellen Medizin

Die moderne Anwendung der traditionellen Medizin ist ein Feld, das von der Integration traditioneller Heilmethoden in zeitgenössische Gesundheitssysteme bis hin zur wissenschaftlichen Erforschung und Validierung alter Heilpraktiken reicht. In der heutigen Zeit wird traditionelle Medizin nicht mehr nur als historisches Relikt angesehen, sondern als eine wertvolle Ressource, die möglicherweise neue Perspektiven und Behandlungen für die moderne Medizin bietet.

In vielen Teilen der Welt erkennen Gesundheitsexperten und Forscher die Bedeutung der traditionellen Medizin an und versuchen, traditionelle Heilmethoden in die moderne medizinische Praxis zu integrieren. Dies geschieht oft durch die Zusammenarbeit mit traditionellen Heilern, um ein tiefgreifenderes Verständnis ihrer Methoden zu erlangen und Wege zu finden, diese Praktiken sicher und effektiv in die allgemeine Gesundheitsversorgung einzubinden. Ein Beispiel hierfür ist die Einbeziehung von Akupunktur, einer traditionellen chinesischen

Heilmethode, in die westliche Medizin, die heute in vielen Ländern als eine akzeptable und wirksame Behandlung für eine Vielzahl von Beschwerden anerkannt ist.

Die pharmazeutische Forschung spielt ebenfalls eine wichtige Rolle bei der modernen Anwendung der traditionellen Medizin. Viele heute gebräuchliche Medikamente haben ihre Wurzeln in der traditionellen Heilkunde. Forscher untersuchen aktiv Pflanzen, Kräuter, und andere natürliche Ressourcen, die in der traditionellen Medizin verwendet werden, auf potenzielle therapeutische Wirkstoffe. Ein klassisches Beispiel ist die Entdeckung von Aspirin, das ursprünglich aus der Weidenrinde gewonnen wurde, einem traditionellen Heilmittel gegen Schmerzen und Fieber.

Darüber hinaus wächst das Interesse an der traditionellen Medizin als Teil eines ganzheitlichen Ansatzes zur Gesundheitsförderung und Prävention. Praktiken wie Yoga, Meditation und verschiedene Formen der Kräutermedizin werden zunehmend populär als Mittel zur Stressreduktion, Verbesserung des allgemeinen Wohlbefindens und Vorbeugung von Krankheiten. Diese Methoden werden oft als komplementäre Therapien neben konventionellen medizinischen Behandlungen eingesetzt.

Ein weiterer moderner Aspekt der traditionellen Medizin ist die wachsende Betonung auf Nachhaltigkeit und ethische Beschaffung. In einer Zeit, in der der Schutz der Biodiversität und nachhaltige Praktiken immer wichtiger werden, rückt die verantwortungsbewusste

Nutzung und Erhaltung traditioneller Heilmittel in den Vordergrund.

Trotz dieser Integration in die moderne Medizin bleiben Herausforderungen bestehen. Dazu gehören die Standardisierung und Qualitätssicherung von Heilprodukten, die wissenschaftliche Validierung ihrer Wirksamkeit und Sicherheit sowie ethische und rechtliche Fragen, insbesondere im Hinblick auf den Schutz indigenen Wissens.

Insgesamt zeigt die moderne Anwendung der traditionellen Medizin das Potenzial, eine Brücke zwischen altem Wissen und zeitgenössischer Wissenschaft zu schlagen, um innovative und ganzheitliche Ansätze für Gesundheit und Heilung zu entwickeln. Dabei ist es entscheidend, einen ausgewogenen Ansatz zu verfolgen, der das Beste aus beiden Welten respektiert und integriert, um die Gesundheitsversorgung zu verbessern und zu erweitern.

Beispiele

Die moderne Anwendung traditioneller medizinischer Praktiken hat weltweit an Bedeutung gewonnen, insbesondere im Rahmen integrativer und komplementärer Medizinansätze. Hier sind einige Beispiele, wie traditionelle Medizin in der modernen Gesundheitspraxis Anwendung findet:

- **Akupunktur**: Ursprünglich ein Bestandteil der traditionellen chinesischen Medizin, wird

Akupunktur heute weltweit eingesetzt. Sie wird häufig zur Schmerzlinderung und zur Behandlung verschiedener chronischer Gesundheitsprobleme wie Arthritis, Migräne und zur Stressreduktion verwendet.

- **Ayurveda**: Diese traditionelle indische Heilkunst hat in der modernen Wellness- und Gesundheitsindustrie Einzug gehalten. Ayurvedische Praktiken wie Ernährungsberatung, pflanzliche Heilmittel und Yoga werden zur Förderung des allgemeinen Wohlbefindens und zur Behandlung spezifischer Gesundheitsprobleme genutzt.
- **Kräutermedizin**: Die Verwendung von Heilkräutern ist ein zentrales Element vieler traditioneller Medizinsysteme. In der modernen Medizin werden Kräuterextrakte und -supplemente häufig als natürliche Alternativen oder Ergänzungen zu konventionellen Medikamenten verwendet.
- **Yoga und Meditation**: Ursprünglich aus der indischen Tradition, sind Yoga und Meditation heute weltweit beliebt und werden zur Stressreduktion, zur Verbesserung der Flexibilität, zur Stärkung des Körpers und zur Förderung der mentalen Klarheit eingesetzt.
- **Aromatherapie**: Die Verwendung ätherischer Öle, die aus Pflanzen gewonnen werden, ist ein traditionelles Heilverfahren, das in der modernen Medizin als Mittel zur Verbesserung des

emotionalen Wohlbefindens und zur Linderung von Stresssymptomen eingesetzt wird.

- **Qi Gong und Tai Chi**: Diese traditionellen chinesischen Praktiken, die Bewegung, Atmung und Meditation kombinieren, werden heute oft zur Verbesserung der Balance, Flexibilität und des allgemeinen Gesundheitszustandes genutzt.
- **Schröpftherapie**: Eine traditionelle Heilmethode, die durch das Anlegen von Schröpfen an bestimmten Punkten am Körper eine verbesserte Durchblutung und Schmerzlinderung fördern soll. Sie wird in der modernen alternativen Medizin für eine Vielzahl von Beschwerden eingesetzt.
- **Manuelle Therapien**: Dazu gehören traditionelle Massagetechniken, Chiropraktik und Osteopathie, die in der modernen Medizin zur Behandlung von Muskel- und Skelettproblemen sowie zur Entspannung und Verbesserung des allgemeinen Wohlbefindens eingesetzt werden.
- **Naturheilverfahren**: In der modernen Medizin werden natürliche Heilmethoden wie Fasten, Hydrotherapie und Lichttherapie zunehmend als Teil eines ganzheitlichen Gesundheitsansatzes anerkannt.
- **Integrative Medizin**: Diese moderne medizinische Richtung kombiniert traditionelle Heilmethoden mit konventionellen medizinischen Praktiken, um eine umfassendere Behandlung zu

bieten, die sowohl den Körper als auch den Geist berücksichtigt.
- **Homöopathie**: Obwohl umstritten und wissenschaftlich oft kritisiert, wird die Homöopathie, die auf dem Prinzip "Ähnliches soll durch Ähnliches geheilt werden" beruht, in vielen Ländern als ergänzende Therapieform praktiziert.
- **Moxibustion**: Eine traditionelle chinesische Medizinpraxis, bei der getrockneter Beifuß verbrannt wird, um spezifische Punkte am Körper zu erwärmen. Diese Methode wird oft in Kombination mit Akupunktur zur Behandlung von Schmerzen und zur Verbesserung der Durchblutung eingesetzt.
- **Reflexzonenmassage**: Basierend auf der Idee, dass bestimmte Punkte an Händen und Füßen mit anderen Körperteilen verbunden sind, wird diese Methode zur Entspannung und zur Förderung der Gesundheit bestimmter Organe verwendet.
- **traditionelle chinesische Kräutermedizin**: In der modernen Medizin oft als Ergänzung zu westlichen Behandlungsmethoden eingesetzt, um eine Vielzahl von Beschwerden zu behandeln, von Verdauungsproblemen bis hin zu chronischen Schmerzen.
- **Bachblütentherapie**: Eine von Edward Bach entwickelte Methode, die die Verwendung von Blütenessenzen zur emotionalen Heilung vorsieht. Sie wird in der modernen alternativen Medizin

zur Verbesserung des emotionalen Gleichgewichts eingesetzt.
- **Reiki**: Eine japanische Energieheiltechnik, die zur Entspannung und Stressreduktion sowie zur Förderung der körperlichen und emotionalen Heilung verwendet wird.
- **Ayurvedische Diät- und Lebensstilberatung**: In der modernen integrativen Medizin werden ayurvedische Ernährungs- und Lebensstilprinzipien oft zur Verbesserung der allgemeinen Gesundheit und zur Behandlung spezifischer Gesundheitsprobleme herangezogen.
- **Shiatsu**: Eine japanische Massagetechnik, die Druckpunkte und Meridiane des Körpers einbezieht, um Spannungen zu lösen und das Wohlbefinden zu fördern.
- **Cupping-Therapie**: Diese Therapie, bei der durch Schröpfen auf der Haut ein Unterdruck erzeugt wird, wird in der modernen Physiotherapie und in Wellness-Zentren zur Förderung der Durchblutung und zur Linderung von Muskelverspannungen eingesetzt.
- **Musik- und Klangtherapie**: Die Verwendung von Musik und Klang zur Verbesserung des emotionalen und psychischen Wohlbefindens, eine Praxis, die in vielen traditionellen Kulturen verwurzelt ist, findet auch in der modernen therapeutischen Praxis Anwendung.
- **Tuina-Massage**: Eine Form der chinesischen Körperarbeit, die manuelle Techniken und

Akupressur verwendet, um den Fluss des Qi (Lebensenergie) im Körper zu regulieren und Muskelverspannungen zu lösen.

- **Kneipp-Therapie**: Basierend auf den Lehren von Sebastian Kneipp, wird diese Therapie, die Wasseranwendungen, Kräuter, Bewegung und Ernährung umfasst, zur Verbesserung der allgemeinen Gesundheit und zur Prävention von Krankheiten eingesetzt.
- **Chinesische Diätetik**: Die Verwendung von Nahrungsmitteln und Kräutern nach traditionellen chinesischen Prinzipien zur Behandlung und Prävention von Krankheiten findet auch in der modernen Ernährungsberatung Anwendung.
- **Gua Sha**: Eine traditionelle chinesische Heilpraktik, bei der die Haut mit einem Schabewerkzeug behandelt wird, um die Durchblutung zu fördern und Entzündungen zu reduzieren. Sie wird in der modernen Physiotherapie und im Wellnessbereich angewendet.
- **Tibetische Medizin**: Einige Elemente der traditionellen tibetischen Medizin, wie Meditationstechniken und Kräuterbehandlungen, werden in der modernen integrativen Medizin zur Stressreduktion und zur Behandlung chronischer Krankheiten genutzt.
- **Naturheilkundliche Hydrotherapie**: Die Verwendung von Wasser in verschiedenen Formen und Temperaturen zur Behandlung

verschiedener Gesundheitszustände, eine Praxis, die auf den Prinzipien der Hydrotherapie basiert.
- **Kräuterbäder:** Die Verwendung von Kräuterzusätzen in Bädern, eine traditionelle Praxis in vielen Kulturen, wird in der modernen Wellness- und Physiotherapie zur Entspannung und zur Behandlung von Hautproblemen und Muskelbeschwerden eingesetzt.
- **Ohrakupunktur:** Eine spezialisierte Form der Akupunktur, die sich auf das Ohr konzentriert und in der modernen Medizin zur Schmerzbehandlung und zur Unterstützung bei der Raucherentwöhnung oder Gewichtsabnahme eingesetzt wird.
- **traditionelle afrikanische Medizin:** Einige Elemente, wie die Verwendung bestimmter Pflanzenextrakte, werden in der modernen pharmazeutischen Forschung untersucht und für die Entwicklung neuer Medikamente verwendet.
- **Feng-Shui:** Obwohl hauptsächlich als architektonisches Prinzip bekannt, wird Feng-Shui manchmal in der modernen Umwelt- und Raumgestaltung angewendet, um ein harmonisches und gesundheitsförderndes Umfeld zu schaffen.

Diese Beispiele zeigen, dass die moderne Anwendung traditioneller Medizin sehr vielfältig ist und von körperlichen Behandlungsmethoden über diätetische Ansätze bis hin zu Umweltgestaltung reicht. Die Integration dieser traditionellen Praktiken in die moderne Medizin erfolgt oft mit dem Ziel, eine ganzheitliche Gesundheitsversorgung zu bieten, die sowohl physische als auch psychische Aspekte der Gesundheit berücksichtigt. Wie bei allen medizinischen Behandlungen ist es wichtig, dass diese Praktiken unter fachlicher Aufsicht und in Einklang mit wissenschaftlichen Erkenntnissen und Standards durchgeführt werden.

Moderne Probleme der traditionellen Medizin

Die moderne Anwendung der traditionellen Medizin steht vor vielfältigen Herausforderungen, die aus dem Spannungsfeld zwischen traditionellen Heilmethoden und der modernen medizinischen Praxis, ethischen Fragen, sowie der Notwendigkeit einer wissenschaftlichen Validierung entstehen. Diese Herausforderungen sind entscheidend für die Integration der traditionellen Medizin in das Gesundheitssystem und für ihre Akzeptanz in der heutigen Gesellschaft.

Eine der größten Herausforderungen ist die wissenschaftliche Validierung und Standardisierung von Heilmethoden und -mitteln der traditionellen Medizin. Viele traditionelle Heilmittel und Praktiken basieren auf anekdotischen Beweisen und jahrhundertealten Traditionen, deren Wirksamkeit und Sicherheit in klinischen Studien überprüft werden müssen, um sie in die moderne Medizin zu integrieren. Dies erfordert umfangreiche Forschung und kann oft aufgrund der Komplexität der natürlichen Inhaltsstoffe und der variablen Zusammensetzung traditioneller Rezepte schwierig sein.

Ein weiteres Problem ist die Bewahrung des traditionellen Wissens. Viele traditionelle Medizin-Praktiken werden mündlich weitergegeben und sind tief in lokalen Kulturen und Gemeinschaften verwurzelt. Mit der Globalisierung und dem Verlust indigener Kulturen besteht die Gefahr, dass dieses wertvolle Wissen verloren geht. Gleichzeitig ergibt sich die Herausforderung, wie dieses Wissen ethisch und respektvoll genutzt werden kann, insbesondere im Hinblick auf die Rechte indigener Völker und lokaler Gemeinschaften.

Die Qualitätssicherung und Kontrolle ist ein weiteres wichtiges Thema. Viele Produkte der traditionellen Medizin werden ohne standardisierte Herstellungsprozesse oder Qualitätskontrollen produziert. Dies kann zu Inkonsistenzen in der Wirksamkeit und Sicherheit führen. Zudem gibt es Bedenken hinsichtlich Verunreinigungen oder falscher Etikettierung, was die Patientensicherheit gefährden kann.

Auch die Integration in das bestehende Gesundheitssystem stellt eine Herausforderung dar. Es geht darum, eine Brücke zwischen traditionellen Heilern und modernen medizinischen Fachkräften zu schlagen, um eine ganzheitliche und koordinierte Versorgung zu gewährleisten. Dabei spielen kulturelle Sensibilität und das Verständnis für die verschiedenen Ansätze eine entscheidende Rolle.

Die nachhaltige Nutzung von Ressourcen ist ebenfalls eine wachsende Sorge. Viele Pflanzen und andere natürliche Ressourcen, die in der traditionellen Medizin verwendet werden, sind bedroht oder werden übererntet. Es ist wichtig, nachhaltige Praktiken zu fördern, um die Biodiversität und die langfristige Verfügbarkeit dieser Ressourcen zu sichern.

Zusammenfassend erfordern die Herausforderungen der modernen traditionelle Medizin einen ausgewogenen Ansatz, der die Wissenschaft und Tradition respektiert, ethische und nachhaltige Praktiken fördert und darauf abzielt, die besten Elemente der traditionellen Medizin in die moderne medizinische Praxis zu integrieren. Nur durch eine solche integrative Herangehensweise kann die traditionelle Medizin ihr volles Potenzial entfalten und zur Verbesserung der globalen Gesundheitsversorgung beitragen.

Praktischer Leitfaden für den Umgang mit traditioneller Medizin

Wie man Volksheilmittel sicher und effektiv nutzt

Die sichere und effektive Nutzung von Volksheilmitteln erfordert ein ausgewogenes Verständnis ihrer traditionellen Anwendungen, potenziellen Wirkungen und Grenzen. Es ist wichtig, sich daran zu erinnern, dass, obwohl viele Volksheilmittel nützlich sein können, sie nicht unbedingt einen Ersatz für professionelle medizinische Behandlung darstellen. Hier sind einige Leitlinien, um Volksheilmittel sicher und effektiv zu nutzen:

Informieren Sie sich gründlich: Bevor Sie ein Volksheilmittel anwenden, recherchieren Sie ausführlich über dessen traditionelle Anwendungen, mögliche Wirkungen und bekannte Risiken. Zuverlässige Quellen wie wissenschaftliche Studien, Fachbücher oder Ratschläge von Experten in traditioneller Medizin sind hierbei von großer Bedeutung.

Konsultieren Sie medizinisches Fachpersonal: Es ist unerlässlich, vor der Anwendung eines Volksheilmittels Rücksprache mit einem Arzt oder einem qualifizierten Gesundheitsfachmann zu halten. Dies ist besonders wichtig, wenn Sie bereits Medikamente einnehmen oder an chronischen Erkrankungen leiden, da es zu Wechselwirkungen oder unerwünschten Nebenwirkungen kommen kann.

Beginnen Sie mit Vorsicht: Wenn Sie mit einem neuen Heilmittel beginnen, starten Sie immer mit einer kleinen Dosis, um zu sehen, wie Ihr Körper darauf reagiert. Beobachten Sie aufmerksam mögliche Nebenwirkungen oder allergische Reaktionen.

Achten Sie auf Qualität und Herkunft: Kaufen Sie Heilmittel von vertrauenswürdigen Quellen. Achten Sie darauf, dass Produkte von hoher Qualität sind und keine schädlichen Verunreinigungen enthalten. Bei Kräutern und Pflanzen ist es auch wichtig zu wissen, wie sie angebaut und geerntet wurden.

Seien Sie kritisch gegenüber übertriebenen Behauptungen: Seien Sie skeptisch gegenüber Heilmitteln, die als Wundermittel oder als Heilung für eine breite Palette von unzusammenhängenden Krankheiten beworben werden. Volksheilmittel können unterstützend wirken, aber sie sind kein Allheilmittel.

Verstehen Sie die Grenzen: Volksheilmittel können bei leichten Beschwerden hilfreich sein, aber bei ernsthaften oder lebensbedrohlichen Zuständen ist es wichtig, professionelle medizinische Hilfe in Anspruch zu nehmen. Sie sollten niemals als Ersatz für eine dringend benötigte medizinische Behandlung verwendet werden.

Berücksichtigen Sie kulturelle Aspekte: Viele Volksheilmittel sind tief in spezifischen kulturellen Traditionen verwurzelt. Es ist wichtig, diese Aspekte zu respektieren und zu verstehen, wie sie die Anwendung und Wirkung der Heilmittel beeinflussen können.

Dokumentieren Sie Ihre Erfahrungen: Führen Sie ein Tagebuch über Ihre Erfahrungen mit Volksheilmitteln. Notieren Sie, was Sie genommen haben, in welcher Dosierung und wie Ihr Körper darauf reagiert hat. Dies kann hilfreich sein, um die Wirksamkeit zu bewerten und bei zukünftigen Konsultationen mit Ihrem Arzt nützliche Informationen zu liefern.

Lebensstil und Ernährung berücksichtigen: Volksheilmittel sind oft Teil eines ganzheitlichen Gesundheitsansatzes. Achten Sie auf eine ausgewogene Ernährung, ausreichend Bewegung und Stressmanagement, um die Wirksamkeit der Heilmittel zu unterstützen.

Durch diese Maßnahmen können Sie die Vorteile von Volksheilmitteln nutzen, während Sie gleichzeitig sichergehen, dass Ihre Gesundheit nicht gefährdet wird. Es ist immer wichtig, ein ausgewogenes Verhältnis zwischen traditionellen Heilmethoden und moderner medizinischer Versorgung zu finden.

Interaktionen mit modernen Medikamenten

Die Interaktion von Volksheilmitteln mit modernen Medikamenten ist ein kritischer Aspekt, der besondere Aufmerksamkeit erfordert. Viele natürliche Substanzen in Volksheilmitteln können mit rezeptpflichtigen oder frei verkäuflichen Medikamenten interagieren, was zu unerwünschten Effekten führen kann. Diese Wechselwirkungen können die Wirksamkeit der Medikamente erhöhen oder verringern, Nebenwirkungen verstärken oder sogar neue Gesundheitsprobleme verursachen.

Ein grundlegendes Verständnis der möglichen Interaktionen und das Bewusstsein für Risiken sind entscheidend, um sicherzustellen, dass sowohl Volksheilmittel als auch moderne Medikamente effektiv und sicher eingesetzt werden können. Es gibt verschiedene Mechanismen, durch die solche Interaktionen auftreten können:

Pharmakokinetische Interaktionen: Diese treten auf, wenn ein Volksheilmittel die Art und Weise beeinflusst, wie ein Medikament vom Körper aufgenommen, verteilt, metabolisiert oder ausgeschieden wird. Zum Beispiel können einige Kräuterenzyme in der Leber induzieren oder hemmen, die für den Abbau vieler Medikamente verantwortlich sind. Dies kann dazu führen, dass Medikamente schneller oder langsamer als erwartet metabolisiert werden, was ihre Wirksamkeit und Sicherheit beeinträchtigt.

Pharmakodynamische Interaktionen: Diese Art von Interaktion tritt auf, wenn ein Volksheilmittel und ein Medikament ähnliche oder entgegengesetzte Effekte auf den Körper haben. Wenn sie ähnliche Wirkungen haben, kann dies zu einer verstärkten Wirkung führen, wie zum Beispiel eine erhöhte Blutungsneigung bei der Kombination von blutverdünnenden Medikamenten mit Kräutern, die auch blutverdünnende Eigenschaften haben. Entgegengesetzte Wirkungen können dazu führen, dass die Effektivität eines Medikaments verringert wird.

Direkte Interaktionen: In einigen Fällen können Bestandteile in Volksheilmitteln direkt mit bestimmten Medikamenten reagieren und deren Struktur oder

Funktion verändern. Diese direkten chemischen Interaktionen sind weniger häufig, aber sie können schwerwiegende Folgen haben.

Um die Risiken dieser Interaktionen zu minimieren, ist es wichtig, die folgenden Schritte zu beachten:

Informieren Sie Ihre Ärzte und Apotheker: Teilen Sie allen Gesundheitsdienstleistern mit, welche Volksheilmittel Sie verwenden. Dies ist entscheidend für die Vermeidung von Interaktionen und die Sicherstellung einer sicheren Behandlung.

Seien Sie vorsichtig mit Selbstmedikation: Vermeiden Sie die Selbstmedikation mit Volksheilmitteln, insbesondere wenn Sie bereits Medikamente einnehmen. Suchen Sie immer den Rat eines qualifizierten Gesundheitsdienstleisters.

Überwachung und Bewertung: Wenn Sie gleichzeitig Volksheilmittel und moderne Medikamente einnehmen, achten Sie auf Anzeichen ungewöhnlicher Reaktionen und informieren Sie sofort einen Arzt, falls solche auftreten.

Aktuelle Informationen über Ihre Medikamente und Heilmittel: Halten Sie eine aktuelle Liste Ihrer Medikamente und Volksheilmittel bereit, einschließlich Dosen und Einnahmeplänen. Dies kann in Notfallsituationen lebensrettend sein.

Vorsicht bei hohem Risiko: Seien Sie besonders vorsichtig, wenn Sie Medikamente einnehmen, die ein hohes Risiko für gefährliche Interaktionen haben, wie zum Beispiel Blutverdünner, Medikamente zur Kontrolle von Diabetes oder Herzmedikamente.

Die sorgfältige Beachtung dieser Richtlinien kann dazu beitragen, die sichere und effektive Nutzung von Volksheilmitteln neben modernen Medikamenten zu gewährleisten. Denken Sie daran, dass die Gesundheitssicherheit immer Vorrang hat und eine professionelle Beratung unerlässlich ist, wenn Sie sich für eine Behandlung mit Volksheilmitteln entscheiden.

Wann man medizinische Hilfe suchen sollte

Es ist wichtig zu erkennen, wann professionelle medizinische Hilfe anstelle oder zusätzlich zu Volksheilmitteln in Anspruch genommen werden sollte. Volksheilkunde kann in vielen Fällen hilfreich sein, aber es gibt Situationen, in denen sie nicht ausreicht oder sogar gefährlich sein kann. Hier sind einige Richtlinien, die Ihnen helfen können zu entscheiden, wann es Zeit ist, professionelle medizinische Hilfe zu suchen:

Bei schweren oder anhaltenden Symptomen: Wenn Sie ernsthafte oder anhaltende Symptome erleben, wie starke Schmerzen, schwere Atembeschwerden, anhaltendes Fieber, oder unkontrolliertes Bluten, sollten Sie sofort einen Arzt aufsuchen. Volksheilmittel können in solchen Fällen unzureichend sein und eine verzögerte Behandlung kann zu einer Verschlechterung des Zustandes führen.

Bei Verdacht auf ernsthafte Erkrankungen: Wenn Sie den Verdacht haben, an einer ernsthaften Krankheit zu leiden, ist es wichtig, eine professionelle Diagnose zu erhalten. Dies gilt insbesondere für Zustände wie Herzinfarkt, Schlaganfall, schwere Infektionen oder Krebs. Eine Selbstbehandlung ohne medizinische Diagnose kann in solchen Fällen gefährlich sein.

Wenn sich der Zustand trotz Volksheilmitteln nicht verbessert: Wenn Sie nach der Anwendung von Volksheilmitteln keine Verbesserung Ihres Zustandes bemerken oder sich Ihre Symptome verschlimmern, ist es an der Zeit, einen Arzt zu konsultieren. Dies könnte ein Zeichen dafür sein, dass die gewählte Behandlung nicht wirksam ist oder dass eine ernsthaftere Erkrankung vorliegt.

Wenn Sie schwanger sind oder eine chronische Krankheit haben: Schwangere Frauen und Personen mit chronischen Erkrankungen, wie Diabetes, Herzkrankheiten oder Autoimmunerkrankungen, sollten bei der Anwendung von Volksheilmitteln besonders vorsichtig sein. In solchen Fällen ist es ratsam, vor der Anwendung von Volksheilmitteln ärztlichen Rat einzuholen, um unerwünschte Wechselwirkungen oder Nebenwirkungen zu vermeiden.

Bei unklaren Symptomen: Wenn Sie Symptome haben, deren Ursache Sie nicht kennen oder die vielfältig und verwirrend sind, sollten Sie professionelle Hilfe in Anspruch nehmen. Ein Arzt kann eine genaue Diagnose stellen und den besten Behandlungsplan vorschlagen.

Bei Kindern und älteren Menschen: Sowohl Kinder als auch ältere Menschen sind anfälliger für Komplikationen und haben möglicherweise spezifische medizinische Bedürfnisse. In solchen Fällen ist es wichtig, vor der Anwendung von Volksheilmitteln einen Arzt zu konsultieren.

Wenn Sie bereits Medikamente einnehmen: Wenn Sie verschreibungspflichtige Medikamente einnehmen, ist es wichtig, einen Arzt zu konsultieren, bevor Sie Volksheilmittel ausprobieren, um mögliche schädliche Wechselwirkungen zu vermeiden.

Das Wichtigste ist, auf Ihren Körper zu hören und bei Zweifeln oder Bedenken professionellen Rat einzuholen. Moderne Medizin und Volksheilkunde können oft Hand in Hand gehen, aber die Sicherheit und Wirksamkeit der Behandlung sollte immer Vorrang haben.

Die Zukunft der traditionellen Medizin

Die Zukunft der traditionellen Medizin ist ein Feld, das sich an der Schnittstelle von Tradition, Innovation und Wissenschaft entwickelt. Mit dem wachsenden Interesse an natürlichen und ganzheitlichen Heilmethoden und dem zunehmenden Bewusstsein für die Bedeutung der Erhaltung traditioneller Heilwissen ist zu erwarten, dass die traditionelle Medizin eine immer größere Rolle in der globalen Gesundheitsversorgung spielen wird.

Ein wesentlicher Trend in der Zukunft der traditionellen Medizin ist die fortschreitende Integration in das konventionelle Gesundheitssystem. Dieser Prozess beinhaltet eine stärkere wissenschaftliche Untersuchung und Validierung traditionelle Medizinischer Praktiken und Heilmittel. Durch klinische Studien und Forschungsarbeiten wird das Wissen über die Wirksamkeit und Sicherheit traditioneller Heilmethoden erweitert, was zu einer größeren Akzeptanz und Anwendung dieser Methoden im Rahmen der Schulmedizin führen kann. Diese Integration kann auch zu einer besseren Kommunikation und Zusammenarbeit zwischen traditionellen Heilpraktikern und Schulmedizinern führen, was die Patientenversorgung verbessern und eine ganzheitlichere Herangehensweise an die Gesundheit fördern könnte.

Die Digitalisierung und die Verbreitung von Informationen spielen ebenfalls eine entscheidende Rolle in der

Zukunft der traditionellen Medizin. Durch das Internet und soziale Medien hat sich der Zugang zu Informationen über traditionelle Heilmethoden erheblich erweitert. Dies bietet Chancen für Bildung und Bewusstseinsbildung, birgt aber auch das Risiko von Fehlinformationen und unsachgemäßer Anwendung. Daher wird es wichtig sein, verlässliche und geprüfte Informationsquellen zu schaffen und die digitale Alphabetisierung im Bereich Gesundheit zu fördern.

Ein weiterer wichtiger Aspekt ist die nachhaltige Nutzung und der Schutz von Naturressourcen, die für viele traditionelle Heilmittel von zentraler Bedeutung sind. Mit der wachsenden Nachfrage nach natürlichen Heilmitteln steigt auch die Notwendigkeit, diese Ressourcen nachhaltig zu bewirtschaften und zu schützen. Dies beinhaltet die Förderung nachhaltiger Anbaumethoden, die Erhaltung der biologischen Vielfalt und den Schutz des traditionellen Wissens der indigenen und lokalen Gemeinschaften.

In Bezug auf die Ausbildung und Regulierung wird es wichtig sein, Standards zu etablieren, die die Qualität und Sicherheit in der Praxis der traditionellen Medizin gewährleisten. Dies könnte die Entwicklung und Anerkennung von Ausbildungsprogrammen, Zertifizierungen und Berufslizenzen für traditionelle Heilpraktiker umfassen.

Die zukünftige Entwicklung der traditionellen Medizin wird auch durch kulturelle, politische und wirtschaftliche Faktoren beeinflusst. In einer zunehmend globalisierten Welt könnten traditionelle Heilmethoden aus verschiedenen Kulturen zusammenfließen und neue Formen der Heilung hervorbringen. Gleichzeitig wird die Auseinandersetzung mit ethischen Fragen, wie dem Schutz geistigen Eigentums und dem gerechten Zugang zu Heilmitteln, weiterhin von Bedeutung sein.

Aktuelle Trends und Forschungsrichtungen

Die aktuelle Landschaft der traditionellen Medizin ist von verschiedenen Trends und Forschungsrichtungen geprägt, die darauf abzielen, traditionelle Heilmethoden mit modernen wissenschaftlichen Erkenntnissen und Technologien zu verbinden. Diese Entwicklungen sind in der wachsenden Anerkennung der Bedeutung traditionellen Wissens und der zunehmenden Nachfrage nach natürlichen und ganzheitlichen Behandlungsmethoden begründet.

Einer der Haupttrends in der Forschung zur traditionellen Medizin ist die wissenschaftliche Validierung traditioneller Heilmittel. Es gibt eine zunehmende Anzahl von Studien, die darauf abzielen, die Wirksamkeit und Sicherheit von Heilpflanzen, Naturprodukten und anderen traditionellen Behandlungsformen zu untersuchen. Diese Studien nutzen moderne Forschungsmethoden, einschließlich klinischer Studien, pharmakologischer Analysen und genetischer Untersuchungen, um die Wirkmechanismen dieser Heilmittel zu verstehen und ihre therapeutische Wirksamkeit zu belegen. Dies hilft, die Lücke zwischen traditionellem Heilwissen und moderner Evidenz-basierter Medizin zu schließen.

Ein weiterer wichtiger Trend ist die Integration traditioneller Heilmethoden in die konventionelle Gesundheitsversorgung. Viele Gesundheitseinrichtungen und Praktiker beginnen, Elemente der traditionellen Medizin in ihre Behandlungsansätze zu integrieren. Dies beinhaltet nicht nur die Anwendung traditioneller Heilmittel, sondern auch die Übernahme ganzheitlicher Behandlungsphilosophien, die Körper, Geist und Umwelt in den Heilungsprozess einbeziehen.

Die Erforschung der Interaktionen zwischen traditionellen Heilmitteln und modernen Arzneimitteln ist ebenfalls ein wichtiges Forschungsfeld. Angesichts der Tatsache, dass viele Patienten sowohl traditionelle als auch konventionelle Medizin verwenden, ist es entscheidend, potenzielle Wechselwirkungen und Risiken zu verstehen. Diese Forschung hilft dabei, Leitlinien für die sichere und effektive Kombination verschiedener Behandlungsformen zu entwickeln.

Digitale Technologien spielen auch eine zunehmend wichtige Rolle in der traditionellen Medizin. Die Nutzung von Gesundheits-Apps, Online-Plattformen und Telemedizin eröffnet neue Möglichkeiten, traditionelles Heilwissen zu verbreiten und zugänglich zu machen. Gleichzeitig ermöglicht es Forschern, große Datenmengen zu sammeln und zu analysieren, um Muster und Effekte in der Anwendung traditioneller Heilmethoden zu erkennen.

Die Nachhaltigkeit und der ethische Umgang mit natürlichen Ressourcen sind ebenfalls wichtige Themen in der modernen traditionelle Medizinforschung. Angesichts der Übernutzung und des Verlusts biologischer Vielfalt konzentrieren sich Forscher darauf, nachhaltige Praktiken für die Gewinnung und Nutzung von Heilpflanzen und anderen natürlichen Ressourcen zu entwickeln. Dies schließt auch die Auseinandersetzung mit den Rechten und dem Wissen indigener Völker ein, die häufig die Hüter traditioneller Heilmethoden sind.

Zusammenfassend spiegeln die aktuellen Trends und Forschungsrichtungen in der traditionellen Medizin ein wachsendes Interesse an der Integration traditioneller Heilweisen in die moderne Gesundheitsversorgung wider. Sie betonen die Bedeutung wissenschaftlicher Forschung für das Verständnis und die Validierung dieser Praktiken, während gleichzeitig der Schutz natürlicher Ressourcen und die Anerkennung traditionellen Wissens im Vordergrund stehen. Diese Entwicklungen tragen dazu bei, die traditionelle Medizin als wertvollen und relevanten Teil des globalen Gesundheitssystems zu etablieren.

Was wird noch kommen?

Es ist zu erwarten, dass die traditionelle Medizin in den kommenden Jahren eine immer größere Rolle in der globalen Gesundheitslandschaft spielen wird, wobei folgende Aspekte besonders hervorstechen:

Wissenschaftliche Validierung und Forschung: Die wissenschaftliche Gemeinschaft zeigt ein zunehmendes Interesse an der Untersuchung traditioneller Heilmethoden. Durch klinische Studien, pharmakologische Analysen und andere Forschungsmethoden werden traditionelle Praktiken und Heilmittel validiert. Dies trägt dazu bei, die Lücke zwischen traditionellem Wissen und moderner evidenzbasierter Medizin zu schließen und die Akzeptanz der traditionellen Medizin im Gesundheitswesen zu erhöhen.

Integration in die konventionelle Medizin: Es ist eine wachsende Tendenz zur Integration von Elementen der traditionellen Medizin in die konventionelle medizinische Praxis zu beobachten. Dies könnte sich in einer zunehmenden Zusammenarbeit zwischen Schulmedizinern und traditionellen Heilpraktikern, der Einführung von Kursen zur traditionellen Medizin in medizinischen Ausbildungsprogrammen und der Einbeziehung alternativer Behandlungsmethoden in die Patientenversorgung manifestieren.

Digitalisierung und Zugänglichkeit: Die Digitalisierung ermöglicht einen breiteren Zugang zu Informationen über Volksheilkunde und deren Anwendung. Apps, Online-Kurse und Plattformen könnten dazu beitragen, Wissen über traditionelle Heilmethoden zu verbreiten und gleichzeitig die globale Vernetzung zwischen Praktizierenden und Interessierten zu fördern.

Nachhaltigkeit und ethische Beschaffung: Angesichts der wachsenden Nachfrage nach natürlichen

Heilmitteln wird die nachhaltige Nutzung von Ressourcen immer wichtiger. Forschung und Praktiken, die sich auf die nachhaltige Gewinnung und Nutzung von Heilpflanzen und anderen Naturprodukten konzentrieren, werden an Bedeutung gewinnen. Dies schließt den Schutz der biologischen Vielfalt und die Achtung des traditionellen Wissens indigener Völker ein.

Globale Vernetzung und Austausch: Die traditionelle Medizin wird zunehmend von einem globalen Austausch von Wissen und Praktiken profitieren. Durch die Zusammenführung von Heilmethoden aus verschiedenen Kulturen können innovative und integrative Behandlungsansätze entstehen.

Regulierung und Standardisierung: Um die Sicherheit und Wirksamkeit der traditionellen Medizin zu gewährleisten, werden absehbar in vielen Ländern strengere Regulierungen und Standards eingeführt. Dies könnte die Zertifizierung von Praktizierenden, die Qualitätssicherung von Heilmitteln und die Etablierung ethischer Richtlinien umfassen.

Personalisierte Medizin und Technologie: Mit dem Fortschritt in der Genomik und Biotechnologie könnten Elemente der traditionellen Medizin in personalisierte Behandlungspläne integriert werden. Dies würde die Behandlung auf die individuellen genetischen, umweltbedingten und persönlichen Gegebenheiten des Einzelnen zuschneiden.

Insgesamt steht die traditionelle Medizin vor einer vielversprechenden Zukunft, in der ihre Praktiken nicht nur bewahrt und geschätzt, sondern auch durch moderne Wissenschaft und globale Vernetzung weiterentwickelt und in das Gesundheitssystem integriert werden. Diese Entwicklung wird zu einer vielfältigeren, zugänglicheren und umfassenderen Gesundheitsversorgung beitragen, die sowohl moderne als auch traditionelle Heilansätze umfasst.

Künstliche Intelligenz und traditionelle Medizin

Die Verbindung zwischen Künstlicher Intelligenz (KI) und traditioneller Medizin öffnet ein aufregendes Kapitel in der Entwicklung der Gesundheitsforschung und -praxis. KI-Technologien haben das Potenzial, traditionelle Heilmethoden auf verschiedene Weise zu revolutionieren und zu ergänzen.

KI-Systeme sind hervorragend darin, Muster in großen Datenmengen zu erkennen. Im Kontext der traditionellen Medizin können sie dazu verwendet werden, umfangreiche Informationen über Heilpflanzen, Behandlungsmethoden und deren Effekte zu analysieren. So könnten sie etwa verborgene Verbindungen zwischen verschiedenen Heilkräutern und bestimmten Krankheiten aufdecken oder die Wirksamkeit bestimmter Praktiken statistisch bewerten.

Viele Informationen über traditionelle Medizin sind in alten Texten, mündlichen Überlieferungen und lokalen Praktiken verankert. KI-Tools können dabei helfen, dieses Wissen zu digitalisieren und für Forscher und Praktiker weltweit zugänglich zu machen. Beispielsweise könnten Texterkennungs- und Übersetzungsalgorithmen genutzt werden, um historische medizinische Manuskripte zu analysieren und in moderne Sprachen zu übersetzen.

KI-basierte Diagnosewerkzeuge und Empfehlungssysteme könnten individuelle Behandlungspläne unter Einbeziehung von Volksheilmitteln erstellen. Indem sie Patientendaten wie genetische Informationen, Lebensstil und bisherige Reaktionen auf Behandlungen berücksichtigen, könnten solche Systeme maßgeschneiderte Therapievorschläge anbieten, die traditionelle und moderne Medizin kombinieren.

In der Pharmakologie kann KI dabei helfen, neue medizinische Anwendungen für traditionelle Heilmittel zu finden. Durch das Durchsuchen von Datenbanken mit chemischen Strukturen von Pflanzeninhaltsstoffen und deren bekannten Wirkungen kann KI mögliche neue Medikamente oder Therapieansätze identifizieren.

KI-gestützte Bildungsprogramme könnten das Lernen und die Verbreitung von Kenntnissen über traditionelle Medizin erleichtern. Virtuelle Assistenten und interaktive Lernplattformen können sowohl Laien als auch Fachleuten dabei helfen, sich über traditionelle Heilmethoden zu informieren und diese zu verstehen.

KI-Systeme könnten in der öffentlichen Gesundheitsfürsorge eingesetzt werden, um Krankheitstrends zu überwachen und vorherzusagen, insbesondere in Regionen, in denen sich die Bevölkerung hauptsächlich auf traditionelle Medizin verlässt. Solche Systeme könnten bei der Früherkennung von Epidemien oder dem Aufspüren von Veränderungen im Gesundheitszustand einer Gemeinschaft helfen.

KI kann auch dazu beitragen, die Qualität und Sicherheit von in der traditionellen Medizin verwendeten Produkten zu überwachen. Maschinelles Lernen und bildgebende Verfahren können zur Identifizierung und Klassifizierung von Heilkräutern und anderen natürlichen Substanzen eingesetzt werden, um Verunreinigungen oder Fälschungen zu erkennen.

Insgesamt ermöglicht die Integration von KI in die traditionelle Medizin nicht nur eine effizientere und zielgerichtetere Nutzung traditionellen Heilwissens, sondern eröffnet auch neue Wege für dessen Bewahrung, Erforschung und Anwendung in der modernen Welt.

Fazit

Es zeigt sich, dass Volksmedizin nicht nur ein Relikt aus einer vergangenen Zeit ist, sondern auch heute noch eine bedeutende Rolle in vielen Kulturen und Gemeinschaften spielt.

Wir haben gesehen, dass die Volksmedizin ein reiches Erbe an Wissen und Praktiken birgt, das über Generationen hinweg kultiviert wurde. Sie spiegelt die engen Beziehungen zwischen Menschen, ihrer Umwelt und ihren

Überzeugungen wider und bietet Einblicke in die Art und Weise, wie verschiedene Kulturen Gesundheit, Krankheit und Heilung verstehen. Gleichzeitig sind wir auf die Herausforderungen gestoßen, die die Integration traditioneller Heilmethoden in die moderne medizinische Praxis mit sich bringt, einschließlich Fragen der Wirksamkeit, Sicherheit und ethischer Überlegungen.

In einer Zeit, in der die Welt zunehmend vernetzt ist und Informationen rasch geteilt werden, eröffnet sich die Möglichkeit, traditionelles Heilwissen besser als bisher zu bewahren und für zukünftige Generationen zugänglich zu machen. Es besteht auch das Potenzial, dieses Wissen mit modernen wissenschaftlichen Methoden zu erforschen und vielleicht neue Erkenntnisse über Gesundheit und Heilung zu gewinnen.

Dieses Buch soll nicht nur als Informationsquelle dienen, sondern auch zum Nachdenken und zur Diskussion anregen. Es lädt ein, die Volksmedizin nicht als Gegensatz zur modernen Medizin zu sehen, sondern als komplementären Ansatz, der unser Verständnis von Gesundheit und Heilung bereichern kann. Die Volksmedizin erinnert uns daran, dass Gesundheit mehr ist als die Abwesenheit von Krankheit – sie ist ein harmonisches Zusammenspiel von Körper, Geist und Umwelt.

Abschließend möchten wir betonen, dass die Wertschätzung und der Respekt für die Vielfalt der Heiltraditionen in der Welt ein wichtiger Schritt in Richtung einer integrativen und ganzheitlichen Gesundheitsversorgung sind. Möge dieses Buch dazu beitragen, Brücken zu bauen und Dialoge zu fördern, die uns alle auf dem Weg zu einem tieferen Verständnis von Gesundheit und Wohlbefinden begleiten.